innenwelt verlag

Titel der Originalausgabe:
Sex, Love & the Dangers of Intimacy

1. Auflage 2007
Überarbeitete und gekürzte Fassung der Originalausgabe
Umschlaggestaltung: Silke Watermeier
Übersetzung: Rainer Steffens, Jivana Werner

www.innenwelt-verlag.de

Druck: Westermann Druck Zwickau GmbH, Zwickau
Printed in Germany
ISBN 978-3-936360-23-3

Nick Duffell & Helena Løvendal

Das Buch für Paare die es bleiben wollen

ÜBER DEN MUT, ZU LERNEN WIE MAN LIEBT

INHALT

VORWORT

DIESES BUCH WURDE im Jahre 2002 unter dem Titel *Sex, Love and the Dangers of Intimacy* veröffentlicht. In Amerika dachte man, es wäre ein Buch über Aids; Kinder, die ihre Eltern beim Lesen beobachteten dachten, es wäre ein Krimi. Es ist jedoch keins von beiden. Es ist auch kein weiterer Ratgeber, der ihnen ein Rezept verspricht, wie sie glücklich bis ans Ende ihrer Tage leben können. Wenn sie dies suchen, dann sollten sie dieses Buch besser beiseite legen.

Dies ist ein Buch für Menschen, die genug davon haben, sich ständig im Kreis zu drehen und von einer Beziehung in die nächste zu wechseln.

Dies ist ein Buch für Leser, die wissen möchten, wie ihre Beziehung ihr persönliches und spirituelles Wachstum unterstützen kann, anstatt es zu verhindern.

Es ist für Paare, die offen sind für die unbequeme Idee, dass intime sexuelle Beziehungen zuerst einen transformatorischen Charakter haben, bevor sie Erfüllung gewähren.

Einigen wird das tantrische Konzept von der „Beziehung als spirituellem Weg“ ein Begriff sein, aber sie wissen nicht genau, wie sie diesen Weg gehen sollen. Obwohl es materiellen Erfolg und veränderte Geschlechterrollen gibt, finden überall in der westlichen Welt, wenn es um die Liebe geht, auch deutsche Männer und Frauen es einfacher, sich zu trennen, als in langfristigen Beziehungen zu bleiben.

Wer die transformatorische Kraft der Sexualität erfahren hat, weiß, dass sie uns Bereiche öffnet, die wir sonst kaum erleben können. Verbunden mit Liebe in einer langfristigen Beziehung, geleitet sie uns in ein anderes Territorium, denn diese beiden außergewöhnlichen Energien, Sex und Liebe, sind die stärksten uns bekannten Kräfte, und vereint können sie uns Himmel oder Hölle bescheren.

Aus diesem Grund sagen wir, dass Intimität auch Gefahren birgt und eine bewusste Beziehung unser Bestes verlangt. Es hat nichts mit der märchenhaften Vorstellung vom Traumprinzen oder der Traumprinzessin zu tun, und es hat auch nichts mit den Versprechungen der Partnervermittlungen gemein, die sie mit einem perfekten Partner bekannt machen wollen. Wir schlagen ihnen vor, die Suche nach dem perfekten, zu ihnen passenden Partner aufzugeben.

Nach unseren Erfahrungen braucht es eine ganz andere Einstellung: Nach über zwanzig Jahren des Zusammenlebens und der professionellen Arbeit mit Paaren sind wir überzeugt, dass wahrhaft Liebende Schwierigkeiten haben müssen, um zu wachsen. Wachstum ist oft schmerzhaft, und wenn zwei Menschen zusammen wachsen, kann dies doppelt wehtun. Abgesehen davon aber, ist ihr Partner ihr bester Verbündeter. Er wird sie an Punkten berühren, an die weder Therapeuten noch Meditation herankommen können.

Selbst wenn sie bei der Arbeit kompetent, klar und stark sind, können sie sich daheim mit ihrem Partner in einer verblüffend kindlichen Wut wiederfinden oder in einem Meer von Verletzlichkeit versinken. Sie können Jahre damit verbracht haben, zu wachsen, Stille, Mitgefühl und Ausgeglichenheit zu kultivieren, um dann mit ihrem Geliebten Wut, Eifersucht und Unsicherheit zu erleben. Es kann wie das genaue Gegenteil von dem aussehen, wofür sie immer gearbeitet haben, und häufig genug wird der Geliebte als das Problem gesehen und die Beziehung beendet. Vielleicht haben sie bereits einige Beziehungen hinter sich und haben erkannt, dass sie ihr altes Gepäck jedes Mal wieder dabeihaben.

Egal wie ihre Situation aussieht: Wir schlagen ihnen vor, erst dieses Buch zu lesen, bevor sie ein weiteres Mal ihre Koffer packen. Es ist wirklich möglich, die Beziehung zu leben, nach der sie sich gesehnt haben, selbst mit dem Partner, mit dem sie bereits zusammen sind.

I. In guten wie in schlechten Zeiten

1. Mann und Frau – eine unmögliche Alchemie?

> Liebe ist die Chaostheorie der menschlichen Beziehungen.
> Unser tägliches Leben scheint Gesetzmäßigkeiten zu folgen,
> die sich um bestimmte Routinen und Prinzipien drehen,
> bis die Liebe auftaucht und alles durcheinanderbringt.
>
> Susan Edwards[1]

DIE LICHTER GINGEN AUS, wir schlossen zufrieden die Tür unserer Praxis hinter uns, in der wir den ganzen Tag Klienten empfangen hatten. Wir waren müde, aber in guter Stimmung.

Während der letzten Stunde hatten wir mit einem Paar gearbeitet, das etwas schüchtern und beschämt die Treppe zu unserem Behandlungsraum heraufgekommen war, so als ob sie Versager wären und keine Hilfe in Anspruch nehmen dürften. Wie immer versuchten wir sie zu beruhigen, weil wir nicht zuletzt aus eigener und beruflicher Erfahrung wissen, dass es nicht einfach ist, in einer Beziehung zu leben.

Als wir mit unserer Beratungstätigkeit begannen, hatten wir ein umfangreiches und aufwendiges Ausbildungsprogramm hinter uns. Wir wussten, wie man zur Seele einer Person vordringt und nicht nur bei den Symptomen hängen bleibt. Doch als wir in einer großen therapeutischen Gemeinschaftspraxis mit unserer Arbeit begannen waren wir nicht wirklich auf das vorbereitet, was uns erwartete.

Fast jeder Fall hatte mit Beziehungs- oder sexuellen Problemen zu tun, wir waren aber in Beziehungsarbeit überhaupt nicht ausgebildet. So mussten wir es in der Praxis lernen, während wir parallel dazu eine Zusatzausbildung absolvierten. Wir machten einige schlimme Fehler, hatten aber auch Erfolge. Zum Durchbruch kam es, nachdem wir damit begonnen hatten, gemeinsam als Paar zu arbeiten und ehrlich unsere Meinung und Gefühle ausdrückten. Auf diese Weise entwickelten wir unseren eigenen Stil, unsere spezielle Methode.

In jener fraglichen Nacht, etwa fünf Jahre nachdem wir zu praktizieren begonnen hatten, waren wir zufrieden mit dem Ausgang der Sitzung. Wie schon andere vor ihnen, hatten sie seit geraumer Zeit keinen Sex miteinander. Sie waren voller Enttäuschungen, die sich in gegenseitigen Vorwürfen ausdrückten. Wir hatten ihnen dabei helfen können, jeweils die Sicht des anderen einzunehmen, und auf diese Weise war etwas Mitgefühl und Verständnis entstanden. Mit Hilfe unserer Fragen wurde ihnen klar, dass ihre Beziehung reif war für einen nächsten Schritt, eine neue Ebene, was beide etwas beänstigend, aber auch aufregend fanden. An diesem Abend hatten wir alle vier den Raum mit einem zarten Lächeln auf den Gesichtern verlassen.

Aber hier ist der Haken: Als wir tollen Therapeuten fast schon zu Hause waren, kam ein Thema hoch, das von uns zwei Helden mit ein paar unbeherrschten Worten kommentiert wurde – dann folgte eisiges Schweigen. Wir fühlten uns wie Versager. Und was noch schlimmer war: wie Heuchler.

Trügerische Intimität

Als Psychotherapeut zu arbeiten ist ein großes Privileg. Nicht nur, dass man die Chance hat jemandem zu helfen und dafür bezahlt wird, sondern durch das Fenster der jeweiligen Geschichte kann man auch unendlich viele Erkenntnisse über die Probleme des Lebens gewinnen. Wir hatten mit vielen Paaren in Krisensituationen gearbeitet und hatten sicherlich Gutes geleistet. Wir waren beide Psychotherapeuten, Trainer und Kursleiter, angeblich Experten im Kommunizieren und Zuhören, aber privat war das bei uns eine andere Geschichte.

Um ehrlich zu sein, müssen wir gleich zugeben, dass keiner von uns beiden eine größere Herausforderung im Leben gefunden hat, als mit einem anderen Menschen emotional und sexuell in einer intimen Beziehung zu leben. Ungeachtet dessen, dass wir uns seit Beginn der AchtzigerJahre mehr oder weniger in Therapie und psychologischen Trainings befanden, konnte nichts anderes unseren „Mist" derartig ans Licht bringen, wie wir selbst in unserer intimen Beziehung. Warum war das so? Sehnen wir uns doch alle danach, mit einem anderen Menschen in Liebe, Freundschaft und Sex verbunden zu sein.

Darauf könnte man sofort einiges sagen. Zunächst einmal sind Mann und Frau völlig verschieden. Und was die intime Nähe betrifft, so mussten wir uns eingestehen, dass sie uns manchmal innerlich zutiefst erschrickt und sogar abstößt, auch wenn die Sehnsucht danach aufrichtig ist. Sie zuzulassen ist so verdammt schwer und scheint den Verzicht auf so vieles zu bedeuten. Abgesehen von Rollenmustern, die uns unsere eigenen Familien vorleben, werden wir auf wirkliche Nähe kaum vorbereitet.

Die erlernten Rollen helfen uns Beziehungen irgendwie zu ertragen oder – wie wir noch sehen werden – leiten uns auf einer subtileren Ebene dazu an, uns gegenseitig voreinander zu beschützen.

Trotz unserer ganzen Ausbildungen und Arbeit als Mediatoren in Scheidungsangelegenheiten, Paar- und Einzeltherapie war unser eigenes Versagen, wenn es um die bewusste intime Beziehung ging, schwer zu übersehen. Und natürlich glaubten wir meistens, der andere sei schuld. Auch wenn unsere eigenen

Fehler noch so offensichtlich waren, schoben wir sie laut und deutlich dem anderen in die Schuhe.

Wir beide hatten drei zerrüttete Ehen hinter uns. Damit wir zusammen sein konnten, hatte ich, Nick, meine erste Ehefrau verlassen und dadurch Chaos im Leben meiner zwei Söhne ausgelöst, und ich, Helena, hatte weniger als ein Jahr nach der Heirat meinen zweiten Ehemann verlassen. Nach einer relativ kurzen Zeit, in der wir auf Wolke 7 dahinschwebten, wurden wir von der unbarmherzigen Realität eingeholt. Wir entdeckten, dass wir eigentlich nichts anderes zustande brachten, als zwischen wütenden Streitereien und kühler Zurückhaltung hin und her zu pendeln – unsere schlimmsten Seiten kamen so zum Vorschein. Zwei Therapeuten im Clinch ist kein schöner Anblick, jeder glaubt an das Kranke im anderen. Was einmal ein Traum gewesen war, verwandelte sich nun in einen Alptraum.

Unsere Flitterwochen, eine Zeit in der sich eine Beziehung ausschließlich auf die guten Dinge konzentriert und die Schwierigkeiten noch vor sich hat, waren wahrscheinlich kürzer als gewöhnlich, weil wir der zusätzlichen Belastung ausgesetzt waren, als Stiefeltern zu fungieren.

Wir wissen jetzt, dass eine Stieffamilie eine schwierige Wirklichkeit ist, die wenig Spielraum für romantisches Träumen lässt. Aber zunächst fühlten wir uns stark genug, jede Schwierigkeit zu bewältigen. Heutzutage, wo so viele Familien auseinanderbrechen, hat eine wachsende Zahl von Menschen damit zu tun. In einer Stieffamilie ist es praktisch unmöglich, es jederzeit allen recht zu machen, im Gegenteil, man kann eigentlich davon ausgehen, dass man es fast immer für alle falsch macht. Man weiß auch nicht, für wen es am schlimmsten ist. Der Stiefvater oder die Stiefmutter fühlen sich ausgeschlossen oder wie auf der Anklagebank. Die Kinder sind verwirrt und wollen nur, dass es nie passiert wäre. Der ursprüngliche Elternteil hat

Schuldgefühle und versucht, es irgendwie allen recht zu machen, erzeugt damit aber leicht einen noch größeren Schlamassel. So war es jedenfalls bei uns.

Eine Stieffamilie ist eine Konstellation, die großen Stress für alle Beteiligten bedeutet. Und unter Stress tendieren die meisten dazu, auf primitive Überlebensstrategien zurückzugreifen. Dummerweise bekommt unser Partner, da er uns am nächsten ist, die größte Ladung dieses Stresses ab. Wo wir einmal Nähe, Wärme, Liebe, Unterstützung, Fürsorge und Sicherheit erfahren hatten, sehen wir jetzt nur noch Wut, Hass, Misstrauen, Betrug und tiefen Schmerz. Wenn so etwas passiert, ist es schwer zu verstehen, dass solche schrecklichen Gefühle auch Teil einer intimen Beziehung sind. Für uns wurde es immer schwieriger, uns an die guten Qualitäten zu erinnern, die wir beim anderen gesehen hatten. Nun zeigte uns unser Partner sein wahres Gesicht: Egoismus, Stolz und all die anderen ehemals kleinen Ungereimtheiten, die jetzt nicht länger ignoriert werden konnten.

Warum haben wir damals nicht aufgegeben? Vielleicht deshalb, weil es so schnell passierte, dass wir uns immer noch an unsere Liebe erinnerten, oder vielleicht weil wir dachten, wir wären es unseren Kindern schuldig, die ja schon durch das Auseinanderbrechen ihrer Familien gelitten hatten, oder vielleicht weil wir einfach zu müde waren, uns zu trennen und es noch einmal woanders zu versuchen. Wahrscheinlich war es von allem ein bisschen. Als sich nach einiger Zeit das Unbehagen ausgebreitet hatte und zum Muster wurde, auf das wir immer wieder zurückgriffen, hatten wir einen Moment der Klarheit. Wir sahen uns an und stellten die offensichtliche Frage: „Was passiert hier eigentlich?"

Aus unserer Arbeit wussten wir, dass viele Paare den Schwierigkeiten in intimen Beziehungen nicht gewachsen waren. Viele hatten resigniert oder wagten nicht einmal zu hoffen, dass es noch mehr gibt als das, was sie bereits hatten. Wir sahen uns in unserem Freundeskreis und bei den Kollegen um, und es war fast immer das gleiche Bild: Es klappte bei niemandem so richtig. Scheidungsraten, Statistiken von alleinerziehenden Eltern und die allgegenwärtigen Kontaktanzeigen schienen unsere Wahrnehmung zu bestätigen.

„Es geht aber nicht nur uns so!", stellten wir fest. Dann erinnerten wir uns an einen Witz, die Geschichte eines naiven Jungen, der einen Stall ausmistet. Er hatte eine Sprechblase über seinem Kopf, die besagte: „Bei so viel Mist muss es irgendwo hier drinnen ein Pony geben!"

Das war der Auslöser. Wir begannen uns zu fragen, ob unsere Probleme vielleicht einfach deshalb da waren, damit wir uns mit ihnen auseinandersetzten. Konnte es sein, dass wir so Dinge über uns und unsere Intimität entdeckten, die nur durch extremes Unbehagen auf den Tisch kamen? War es denkbar, dass diese Konflikte einen Zweck hatten? Fast alle, die wir kannten, schienen in irgendeiner Weise Probleme mit ihren Beziehungen zu haben, mit dem Unterschied, dass einige versuchten, sie aktiv zu vermeiden, während andere scheinbar süchtig danach waren. War es möglich, dass es sich dabei um dieselbe Dynamik in verschiedenen Formen handelte?

Wenn also Konflikte ihre Daseinsberechtigung haben, *wofür* in Gottes Namen sollen sie gut sein? Konnte es sein, dass genau diese unangenehmen, selbstbemitleidenden, verschmähten Teile unserer Persönlichkeit durch die Beziehung bewusst gemacht werden sollen, damit wir verwandelt daraus hervorgehen? Gibt es da eine dritte Kraft, die „Beziehung" heißt und tatsächlich heilende Fähigkeiten besitzt? Oder war das nur Wunschdenken? Wenn es so wäre, würde es jemals bleibendes Glück geben? Wir waren uns nicht sicher, aber unser Interesse war geweckt. Wir lasen Psychologiebücher, erforschten Mythen und Geschichten, um herauszufinden, ob es irgendeinen historischen oder aktuellen Hinweis für eine solche Theorie gab.

In solchen Momenten der Klarheit, wenn wir diese Fragen zulassen konnten, entwickelten wir ganz langsam ein Gefühl dafür, was unsere Aufgabe war. Es sah so aus, als ob hier ein ungeheuerlicher Prozess im Gange war, der für eine Beziehung tödlich sein konnte. Was offensichtlich starb, waren zwei Dinge: einmal die Vorstellung einer Liebe, die praktisch jedes Hindernis überwindet, und zum Zweiten die attraktiven Bilder, die wir voneinander hatten. Ersteres war zu dieser Zeit unvorstellbar, wir taten uns ja selbst immer noch leid. Das Zweite schien zwar sehr verdreht, aber absolut zutreffend.

Wir hatten bereits herausgefunden, dass viele Eigenschaften, die uns zuerst zueinander hingezogen hatten, nun zur Ursache größter Verärgerung wurden. Zum Beispiel hatte Helenas optimistische und entspannte Einstellung zum Leben Nick einmal sehr angezogen. Er war dazu erzogen worden, mit Zeit sehr reglementiert umzugehen, und hatte am Anfang Helenas Gelassenheit geliebt. Aber schon bald war er damit beschäftigt, dass sie ihn ständig warten ließ und niemals pünktlich war! Das machte ihn total verrückt. Während Nicks Scharfsinn, seine Fähigkeit Entscheidungen zu treffen und auch danach zu handeln von Helena ursprünglich als maskuliner Bonus betrachtet wurde, fühlte sie sich nun von ihm total kontrolliert!

Schlimmer noch, als wir damit anfingen uns nicht mehr so viel Mühe zu geben, anziehend auf den anderen zu wirken, merkten wir, dass Familiendämonen von uns Besitz ergriffen hatten: Nick fand sich in der Rolle des vertrauten Tyrannen wieder, den er eigentlich bei seinem Vater zurückgelassen wähnte, und bekam auf wundersame Weise immer mehr Ähnlichkeit mit dem kontrollierenden und abweisenden Vater von Helena. Dadurch hatte er das Gefühl, dass Helena ihm ihr liebevolles Verständnis vorenthielt, genau die mütterliche Zuwendung, wonach er sich schon immer gesehnt hatte. Tatsächlich verwandelte sich Helena vor seinen Augen in eine böse Hexe. Als Nick dies merkte, überkam ihn ein eisiges und doch vertrautes Gefühl.

Es war, als hätte jeder Partner die Macht, die unangenehmste und unkooperativste Seite im anderen hervorzurufen. Darum ging es wohl. Häufig wissen wir nichts von solch schwierigen Aspekten unserer Persönlichkeit oder wir sind nicht gewillt, sie uns einzugestehen. Wir jedenfalls kamen zu dem Schluss, dass wir unsere Integrität nur bewahren konnten, wenn derjenige, in dem diese Eigenschaften hervorgerufen wurden, nicht länger so tat, als würden sie nicht existieren. So wurde die Kritik des einen Partners merkwürdigerweise auch eine Hilfe für den anderen. Und so entdeckten wir, wie die Beziehung uns dazu ermutigte, uns weiterzuentwickeln. Wir wurden dazu gezwungen, Teile von uns selbst anzuschauen und anzunehmen, die wir in anderen Lebenssituationen nicht zeigten oder die wir gar nicht erst als Teil von uns selbst erkannten.

Nach und nach wurde uns klar, dass der Beziehungskonflikt uns dazu brachte, uns auf einen Prozess des Sterbens einzulassen. Was starb, waren die Bilder, die wir uns von uns selbst und vom anderen gemacht hatten. Aber es gab Licht am Ende des Tunnels. Dies war nicht das Ende der Geschichte, sondern ein organischer Prozess, ein Teil vom Zyklus des Lebens, das zum Tode führt, der wieder neues Leben hervorbringt – ein fundamentales Naturgesetz. Es schien, als hätte dieser Zyklus einen Sinn, getragen von einem Prinzip, das größer war als wir beide. Es blieb auch dann wahr, wenn wir uns wieder verhakt hatten und kaum in der Lage waren, daran zu glauben. Dennoch schien Sinn darin zu liegen, uns mit den verleugneten Teilen von uns selbst zu konfrontieren, um sie zu integrieren. Wenn wir uns innerlich wirklich auf uns einlassen, können wir heilen, ganz werden und paradoxerweise damit unsere Glaubenssätze über uns loslassen. Das schien der Weg zu sein.

Dieser unglaubliche Kreislauf hatte Räume in uns erschlossen, zu der eine Therapie noch nie vorgedrungen war. Die Gestalt erschien uns feminin und chaotisch, beängstigend und heilend und erinnerte uns an die Beschreibung der indischen Göttin Kali, bekannt für ihre Macht über Leben und Tod. Ungeachtet ihrer beängstigenden Erscheinung sagt man ihr Mitgefühl nach, und sie tötet nur, um neues, besseres Leben zu schaffen.

Um auf der gefährlichen Welle einer bewussten Beziehung zu reiten, braucht man Mut und Ausdauer, aber unser wachsendes Verständnis half uns, mehr Respekt für uns selbst und den anderen zu entwickeln. Unsere bangen Herzen begannen sich allmählich wieder füreinander zu öffnen. Wir fingen an, uns auf einer anderen Ebene aufeinander zu beziehen. Dennoch schmolzen nicht alle unsere erlernten Verhaltensmuster und Ängste dahin.

Wir fanden heraus, dass wir uns stärker abgrenzen mussten, um uns diesem Chaos aussetzen zu können. Es reichte nicht mehr aus, einfach nur zusammen zu sein, solange es sich okay anfühlte. Meistens fühlte es sich nicht okay an. Wir stellten fest, das unser emotionales Leben, auch wenn es wichtig war, so flüchtig war, dass es unverantwortlich schien, ihm das Kommando über unser Schicksal zu überlassen. Letztendlich sind Gefühle nur freigesetzte Energie; sie zu unterdrücken ist genauso gefährlich, wie sie auszuagieren. Und so entschieden wir uns, zu heiraten.

Jetzt rotierten sämtliche Ventilatoren im Stall – mit voller Kraft, und der Mist war überall!

Von den Vögeln, Bienen und Blumen lernen

In Dänemark, wo Helena geboren wurde, vergleicht man die Liebe auch mit „den Bienen und den Blumen". Die köstliche Erfahrung sich zu verlieben erinnert daran, wie die Blumen mit ihrem verführerischen Duft die Bienen anlocken. Dennoch ist Verliebtsein oder das Finden der Blumen nur der Anfang in der Kunst, Honig zu machen. Menschen sind komplex und vielschichtig. Hin- und hergerissen von scheinbar sich widersprechenden Bedürfnissen und Sehnsüchten, kämpfen wir damit, die verschiedenen Aspekte in uns zu integrieren. Hätte die Natur darauf gewartet, dass Individuen füreinander ausgesucht werden, bevor der Duft des Sexualtriebs freigesetzt wird, dann hätte die Gattung nicht überlebt. So spielt sie einen wunderbaren Trick: Wir verlieben uns. Dann entlieben wir uns, das ist der nächste Schritt und der tut weh. Die Logik ist klar: Die Kraft der Anziehung bestimmt das Maß der Abneigung.

Wir hatten uns nun ganz aufeinander eingelassen, konnten aber dennoch nicht mit den Unterschieden zwischen uns umgehen. Wie der Winter dem Sommer folgt, so waren wir von der Verliebtheit zur Enttäuschung übergegangen. „Du bist nicht der, für den ich dich gehalten habe..." „So habe ich mir das mit uns nicht vorgestellt..." „Wenn wir uns gegenseitig so behandeln, dann können wir nicht füreinander geschaffen sein..." In unserer schmerzvollen Isolation gingen diese Gedanken immer wieder durch unsere Köpfe.

Es ist nun nicht überraschend, dass unser Sexleben darunter litt. Was einmal ein kraftvoller, aufregender Austausch war, als wir uns zuerst begegneten, wurde nun zum Anlass für endlose Konflikte. Sex wurde zum Medium, das ständig emotionale Probleme hervorbrachte. Unsere Versuche, die sexuellen Schwierigkeiten zu meistern – entweder durch Vermeiden oder übermäßiges Ausleben, scheiterten. Schließlich konnten wir nicht länger ignorieren, was wir sahen. In Beziehungen, in denen der Sex nie zurückgehalten wird, können Konflikte klein gehalten werden – dies hilft vor allem dem männlichen Partner, sich gut zu fühlen. Aber häufig basieren solch unausgesprochenen Vereinbarungen auf einer Art Sicherheitspakt, der es beiden Partnern ermöglicht, Intimität innerhalb der Beziehung zu vermeiden.

Bei uns war es Nick, der ständig Sex einforderte, während Helena sich rar machte; entsprechend fühlte sich Nick noch mehr zu ihr hingezogen und verflucht von einem ironischen Gott, derweil seine Frustration größer wurde. So vermieden wir die Sicherheitsabsprache, schafften aber ein perverses System, das wir erst später verstanden. Wir hatten ein Gesetz entdeckt, das wir jetzt „die Jagd" nennen, das Phänomen des „Komm-her-geh-weg".

Die nächste Phase war die schwierigste. Wir waren dabei, viele Muster zu erkennen, hatten bis dahin aber keine Mittel, sie zu verändern. Unsere sexuellen Schwierigkeiten waren wie ein Mikroskop für diese Kraftspiele. Sie legten eine Goldmine von Informationen frei, aber unser Leid und unsere Verunsicherung hielten uns davon ab, sie damals wirklich sinnvoll einzusetzen. Stattdessen schien es sehr verlockend, sich außerhalb der Beziehung zu amüsieren. Schließlich wurden wir gezwungen zu erkennen, dass die einzige Chance für unsere noch übrig gebliebene Liebe darin bestand, offen mit unserem Beziehungsschmerz umzugehen: Uns wurde bewusst, wie schnell sexuelle Energien von ungelösten emotionalen Problemen überlagert werden. Unser Interesse, die Macht der sexuellen Energie zu erforschen, war geweckt. Um mehr darüber zu lernen, nahmen wir an verschiedenen Trainings teil, die uns in eine Richtung brachten, die sich als großes Abenteuer erwies.

Obwohl wir von ihnen total dominiert wurden, hatten wir bis

dahin noch nicht verstanden, wie Beziehungsmuster eigentlich funktionieren. Als wir diese Mechanismen in unserem Sexualleben erkannten, brachten wir Licht in so manch andere unserer Interaktionen. Wir werden noch ausführlich auf Beziehungsmuster in den folgenden Kapiteln eingehen.

Im Wesentlichen sind es Verhaltensweisen, bei denen sich der innere Elternteil eines jeden Partners auf das innere Kind des anderen positiv oder negativ bezieht. Diese unbeabsichtigte Bindung ist grundsätzlicher Bestandteil der anfänglichen Anziehung zwischen den Partnern. Sie wird zur dynamischen Basis fast aller Streitigkeiten und formt ein Beziehungsmuster, das ein Leben lang andauern kann.

Heute können wir einen Teil der anfänglichen Anziehung zwischen uns folgendermaßen analysieren: Nick hatte sich ursprünglich in den „Gute-Mutter“-Teil von Helena verliebt, der seinem hilfsbedürftigen inneren Kind aufmerksam zuhören und es nähren konnte. In seiner vorangegangenen Ehe hatte er diesen Teil unterdrückt, indem er die Rolle desjenigen spielte, der alles im Griff hatte. Natürlich hatte diese Verhaltensweise ihren Vorteil, es lebte sich bequemer damit und man war nicht so verletzbar. Aber es war eine Illusion, die sterben musste. Auf der anderen Seite hatte Helena Nick sagen hören, dass er seine Kinder niemals verlassen würde, und auf einer bewussten Ebene hatte sie die Integrität dieser Entscheidung unterstützt. Das kleine Mädchen in ihr hatte jedoch daraus geschlossen, einen Mann gefunden zu haben, der sie, im Gegensatz zu ihrem Vater, nicht verlassen würde. So spielte sie für Nicks Kinder tatsächlich nur die zweite Geige – eine weitere Rolle als Betreuer ohne eigene Bedürfnisse in der Familie, die sie aus ihrer Ursprungsfamilie nur zu gut kannte. Um in ihre Kraft zu kommen, musste sie lernen, ihre eigenen Bedürfnisse anzuerkennen, anstatt sie gegen das Versprechen Liebe zu bekommen, einzutauschen.

Liebe, Verlust und Sehnsucht

Wir machten unsere Erfahrungen, waren aber immer noch verletzt und enttäuscht. Zur gleichen Zeit waren unsere Herzen und Körper voller Verlangen nach Nähe und Verbindung und voller Trauer über den Verlust dessen, was wir einmal waren. Wir waren aber beide viel zu verletzlich, um das lange auszuhalten. Ein falscher Blick oder ein achtlos dahingesagtes Wort, und schon befanden wir uns wieder in endlos zehrenden Streitereien. Wenn zwei Menschen an diesem Punkt angelangt sind und es gibt keine Kinder, Ehe oder gemeinsame Kasse, die sie zusammenhalten könnte, dann scheint Trennung die einzig vernünftige Aktion zu sein. Wenn wir dann woanders nach Honig suchen, wird sich dieselbe Geschichte nur wiederholen. Sollte es Faktoren geben, die eine schnelle Flucht verhindern, dann kann die Stimmung schnell in Resignation oder Feindseligkeit umkippen. Auch wenn solche Beziehungen von erstaunlicher Dauer sein können, sind sie doch Sackgassen, wenn die gegenseitige Liebe oder Freude fehlt.

Wir hatten häufig das Gefühl, nirgendwo anzukommen, aber manchmal erkannten wir uns auch als Teil eines Prozesses, der die Geburt einer dritten Instanz einleitete, einer besonderen Präsenz in unserer Beziehung. Dann waren wir in der Lage, die Fehler des anderen nicht nur als Störung zu empfinden, mit denen man fertig werden muss, sondern erkannten sie als nie enden wollende Quelle, um mehr über verdrängte und unbewusste Teile unseres Selbst zu erfahren. Zum Beispiel fragte sich Nick, was mit seinem lässigen Teil geschehen war. Helena wunderte sich, warum sie einen starken Nick brauchte, wo sie doch mittlerweile kein kleines Mädchen, sondern eine kompetente, starke und erwachsene Frau war. Diese Erkenntnisse minderten weder Nicks tatsächliche Stärke, noch verkleinerten sie Helenas vertrauensvolle Einstellung zum Leben; im

Gegenteil, sie waren eine Bereicherung für die Qualität der Beziehung. Beziehungen werden reicher, je mehr die Partner ihre unbewussten Teile integrieren.

Aber zuerst einmal mussten wir lernen, dass die passive Resignation, in der man sich zurückzieht und einfach versucht so gut es geht mit dem Leben fort zu fahren, eben keine Lösung war, so verlockend sie auch schien. Wir überlebten diese Phase letztendlich, indem wir uns erlaubten, gemeinsam den offensichtlichen Verlust der Liebe zu beklagen. Wir hatten so viel Energie verbraucht mit gegenseitiger Schuldzuweisung für all den Schmerz und die Ängste, die wir empfunden hatten: „Wenn du nur damit aufhören würdest / mehr tun würdest... dann wäre alles noch wie früher“ und so weiter. Jeder von uns versuchte verzweifelt, den anderen zu ändern. In der Zwischenzeit war es die Beziehung selbst, wie eine dritte Instanz, die uns aufforderte, den Fokus vom anderen zu nehmen und uns selbst zu verändern. Es ist schwer, dem Tod der „Illusion vom perfekten Partner“ zu begegnen.

Robert Bly hat es wunderschön ausgedrückt:
„Wie viel Verzicht müssen Mann und Frau üben,
wenn sie zusammenkommen!
Zaunkönige bauen ihr Nest aus hübschen Fäden und
Schnurenden.
Tiere lassen jedes Jahr all ihre Besitztümer hinter sich.
Was geben Mann und Frau auf?
Noch schwieriger als die Arbeit des Zaunkönigs ist es
für sie, ihr Verlangen nach Vollkommenheit aufzugeben.
Das innere Nest, was nicht durch den Instinkt gebaut wurde,
wird niemals ganz rund sein.
Und ein jeder muss das Nest betreten,
das vom anderen unvollkommenen Vogel gebaut wurde.“

Das Verlangen nach dem perfekten Partner aufzugeben ist eine tiefgreifende Lektion. Anstatt das Nest des anderen zu verlassen, mussten wir uns von den Bildern trennen, die wir über uns selbst, den anderen und die Liebe hatten. Ein wichtiger Schritt dabei war, uns von der Fantasie zu befreien, dass jemand anderes die Fähigkeit besitzt, uns glücklich zu machen. So begannen wir, uns für unser eigenes Leben verantwortlich zu fühlen, und schafften die Basis, in wahrer Liebe füreinander zu wachsen.

Nachher ist man immer klüger

So etwas wie eine sichere Liebe gibt es nicht. Alle Versuche, eine authentische Beziehung mit einem anderen Menschen zu haben, ist mit Risiken verbunden: das Risiko, sich zu offenbaren, sich selbst kennenzulernen, seine Gefühle mitzuteilen und seine Verletzlichkeiten zu akzeptieren. Das ist schwer zu meistern. Liebenlernen heißt auch, uns klarzumachen, dass die Empfindungen, die uns verletzlich machen und uns das Gefühl die Kontrolle zu verlieren geben, wichtig sind. Und wir müssen die Realität des anderen genauso ernst nehmen wie unsere eigene. Dies kann für Männer schwieriger sein als für Frauen, die es manchmal übertreiben. Die Herausforderung für die Frauen liegt mehr darin, ihre eigene Kraft zu akzeptieren, während sie sich von ihren Gefühlen leiten lassen, anstatt sie zu kontrollieren.

In unserer Geschichte wurden der Schmerz und die Desillusionierung, die wir ursprünglich als Misserfolg angesehen hatten und die wir verzweifelt zu vermeiden gesucht hatten, zu unseren Lehrern. Wir waren uns nun sicher, dass die Beziehung ihre eigene Dynamik als drittes Wesen hatte, und dass sie gepflegt und erhalten werden musste, wenn sie zu dem Boot werden sollte, das uns tragen würde. Für uns veränderte sich sehr viel dadurch, dass wir heirateten – nachdem wir unsere Naivität verloren hatten. Was also haben wir gelernt? Wir haben gelernt, dass das Streben nach wirklicher Intimität beängstigend und gefährlich ist, weil die Barrieren, die jeder aufgebaut hat, um sich sicher zu fühlen, und die eigentlich ein Leben lang halten sollten, nun freiwillig abgebaut werden müssen, um den anderen hereinzulassen. Es ist eine große Aufgabe, eine Beziehung bewusst einzugehen, eine Aufgabe, die weit mehr als nur Liebe erfordert. Sie erfordert ebenso Mut und Aufmerksamkeit, und nicht zuletzt Engagement in Verbindung mit der Fähigkeit, immer wieder Abstand zu nehmen von der Idee, versagt zu haben. Kurz gesagt, eine Beziehung ist ein Minenfeld. Warum sollte irgendjemand das Risiko eingehen?

Als wir uns in Bücher vergruben, um zu verstehen was mit uns geschah, entdeckten wir das Konzept von Beziehung als Lehrer oder als spirituellen Weg. Es scheint ein uraltes Konzept in bestimmten esoterischen Strömungen östlicher und westlicher Mysterienschulen zu sein. Wir empfinden uns in großer Übereinstimmung mit dieser Denkweise. Was wir in den Büchern nicht entdecken konnten, war der Fakt, dass es kaum einen härteren Lehrer als die Beziehung gibt!

Es ist verlockend, aus einer entspannten Position heraus zu schreiben, von der aus man die Schrecken seiner bestandenen Abenteuer aus sicherer Distanz erzählen kann. Selbstverständlich haben wir nicht alle Antworten, und uns ist es wichtig, nicht den Eindruck zu erwecken, als gäbe es eine endgültige Lösung oder einen bestimmten Zustand zu erreichen. Wir haben Veränderungen durchgemacht, die noch vor fünfzehn Jahren, als wir in unserer Naivität beschlossen, es diesmal anders zu machen, unvorstellbar für uns waren. Aber wir können nicht so tun, als wäre alles zwischen uns geklärt und bereinigt. Dem ist nicht so. Wir sind immer noch aktive Teilnehmer in dem von uns beschriebenen Prozess. Freunde und Kollegen, die einige dieser

Prozesse miterlebt haben wissen, dass wir alles andere als erleuchtet sind, während wir in die nächste Welle eintauchen, die dieser Weg für uns bereithält.

Dennoch oder vielleicht genau deshalb hat unser Staunen nie nachgelassen, wie uns die Beziehung unsere tiefste und geheimste Natur in vielfältiger Weise offenbart.

Was uns den Mut gibt, diese Erfahrungen mitzuteilen, ist die Überzeugung: Wenn es uns gelungen ist Freude und Erfüllung als ständige Unterströmung in unserem Leben zu erreichen, dann kann es jeder andere auch. Wir sind viel toleranter mit uns in schwierigen Zeiten, und wir sind fähig, genug Mitgefühl füreinander aufzubringen, um die guten Zeiten noch mehr zu genießen. Und mittlerweile sind die schlechten Zeiten kürzer geworden!

In diesem Buch versuchen wir den Prozess der Transformation zu beschreiben, der in einer längerfristig angelegten Beziehung stattfinden kann. Wir wollen aber auch darüber berichten, wie es sich anfühlt, durch diesen Prozess zu gehen. Wir wollen nicht nur die Stationen beschreiben, die ein Paar in einer längeren Beziehung zwangsläufig durchmacht, sondern auch eingestehen, wie furchtbar und einsam es sein kann und wie sinnlos es manchmal erscheint. Viele Paare lassen andere an diesem Wissen nicht teilhaben, und so tappen sie im Dunkeln oder lassen sich schließlich scheiden.

Es ist unsere Hoffnung, dass der Leser dieses Buches einige seiner eigenen Kämpfe und Sorgen wiedererkennt, bei dem verwirrenden Bemühen, einen anderen Menschen lieben zu lernen. Wir hoffen, dass es sie beruhigt und bestärkt, wenn sie erkennen, dass sie nicht allein sind. Und natürlich hoffen wir auch einige von ihnen zu überzeugen, dass es Sinn macht dabeizubleiben. Wenn es sich manchmal oder vielleicht auch die ganze Zeit so anfühlt, als wären sie nicht füreinander bestimmt, dann wollen wir ihr Augenmerk darauf richten, dass sie möglicherweise genau richtig füreinander sind.

Wir sehen die Herausforderung einer Beziehung eher als eine Art Yoga: Sie kann sie dehnen und stärken, wenn sie üben, und es tut weh, wenn sie es nicht tun. Intimität, Geschlechtsbewusstsein und bewusste gelebte Sexualität sehen wir als einen Weg zur Transformation. Indem wir unsere wahren Naturen als Männer und Frauen zurückfordern, erschaffen wir die Seele. Wenn wir diesem Weg folgen, führt er nicht notwendigerweise zu Annehmlichkeit, aber es kann zur Gleichheit, zu Frieden, Partnerschaft und zu köstlicher Vermischung der Gegensätze führen, einem Fest des endlosen, hinabstürzenden Flusses von Yin und Yang.

2. Unwiederbringlich zerbrochen?

> Würde ein Virus Ehen angreifen, dann können sie sicher sein, dass epidemiologische Untersuchungen und die Forschung schnell vorankämen, und Aufklärungsmaßnahmen könnten sich angemessener staatlicher Unterstützung gewiss sein. Im Fall von AIDS ist das genau so abgelaufen, und das ist auch richtig. Der extrem häufige Zusammenbruch von Ehen ist auf seine Weise eine Katastrophe, die ebenso große Aufmerksamkeit verdient.
>
> The Times[1]

DEN STATISTIKEN ZUFOLGE wird fast jede zweite Ehe in Amerika, England oder Deutschland geschieden und mehr als die Hälfte aller zusammenlebenden Paare mit Kindern trennen sich bis zum fünften Geburtstag ihres Kindes.[2] Die sozialen und ökonomischen Konsequenzen dieser Entwicklung sind offensichtlich. Die soziale Gruppe, die am schnellsten wächst, ist der Single-Haushalt, zurzeit etwa sechzehn Prozent in Großbritannien und bis zum Jahr 2010 werden fast fünfzig Prozent erwartet; das sieht in Deutschland ähnlich aus. Die Nachfrage nach geeigneten Single-Wohnungen übersteigt die Angebote.

Es sieht so aus, als ob nicht nur die Ehe, sondern verbindliche Beziehungen überhaupt von einer epidemischen Krise befallen sind. Dies kann man so und so interpretieren: der zunehmende Wohlstand und die Sicherheit der Nachkriegszeit, die sexuelle Revolution der Sechziger Jahre, die sich verändernde Stellung der Frauen, der Erfolg der Konsumgesellschaft unter dem Motto

„Jetzt kaufen, später zahlen", um nur einige zu nennen. Die radikalen Entwicklungen der letzten Jahrzehnte haben die festen autoritären Strukturen auf politischer, sozialer, ökonomischer und religiöser Ebene ins Wanken gebracht. Viele dieser autoritären Strukturen mussten verändert werden. Aber es waren nicht nur die rigiden Strukturen, die verschwinden mussten. Der Westen hat fast völlig den Halt der Großfamilie mit ihrem Zusammengehörigkeitsgefühl, den Traditionen und geistigen Wurzeln verloren, die einstmals Stabilität, Tiefe und Ausgewogenheit boten.

Diese schnellen Veränderungen brachten größere Freiheit, die mit Stress und Chaos als Nebenwirkungen einhergeht. Die Psyche aber, die ihre Natur über viele Generationen weitergibt, bewegt sich wesentlich langsamer. Unsere Psyche hatte nicht genügend Zeit, mit dem neuen Lebensstil des zwanzigsten Jahrhunderts Schritt zu halten. Wir wissen noch gar nicht genau, wie der neue Weg sein wird, aber es ist offensichtlich, dass der alte nicht mehr funktioniert. Da überrascht es nicht, dass das Wesen und die Zukunft von intimen Beziehungen noch nicht feststehen.

Es ist sicherlich wichtig, die gegenwärtige Krise nicht einfach als Fehlentwicklung abzutun. Jede Krise birgt die Chance auf Veränderung, und häufig ist dies notwendig und von Vorteil. Alle panischen Versuche, den Status Quo wiederherzustellen sind vergebens, denn sie bergen das Risiko, das Neue, das sich gerade entfalten will, wieder zu zerstören. Das Chaos kann sich als fruchtbar herausstellen, denn Männer und Frauen experimentieren mit unterschiedlichen Lebensstilen auf der Suche nach einem erweiterten Modell des Zusammenlebens. Gleichzeitig können wir die Auswirkungen nicht vermeiden, denn das Auseinanderbrechen von Familienstrukturem ist auch schmerzhaft; es macht Angst, bringt Leid und ist teuer. Es beeinflusst das

Gefüge, auf dem ein Großteil unserer kollektiven Identität basiert. Deshalb braucht es all unsere Aufmerksamkeit.

Heirat oder verbindliche Beziehungen wurden in der Vergangenheit in erster Linie aufgrund eines eindeutigen sexuellen Vertrags eingegangen, worauf das Selbstverständnis von Mann und Frau gründete. In dem Versuch, uns zu befreien, hat unsere schöne neue Welt die alten Ideen über Sex und Rollenverhalten ziemlich auf den Kopf gestellt, und unser tägliches Leben mit Bildern von Sex und Schönheitskult überflutet, um uns auszubeuten. Wir haben so viele Möglichkeiten, wissen aber nicht genau, wer wir eigentlich sein sollen.

In einer Atmosphäre der unendlichen Möglichkeiten scheint alles machbar. Aus New York kommt ein neuer Trend. Dort leben Mann und Frau wie ein Paar zusammen, sexuelle Beziehungen pflegen sie aber außerhalb der Wohnung, jeweils mit homosexuellen Partnern. Noch ein Trend ist zu erkennen: Paare entscheiden sich aufgrund der Schwierigkeiten beim Zusammenleben für getrennte Wohnungen, haben aber so dennoch das Gefühl in einer Beziehung zu sein. Jan Trost, Soziologe an der Universität von Uppsala, Schweden, sagt, dass diese Paare inzwischen ein vielbeachtetes soziologisches Phänomen unter der Bezeichnung "LAT" – *Living Apart Together* (dt.: getrennt zusammenlebend) sind.[3]

Wenn also die Ehe oder eine verbindliche Beziehung nicht mehr Voraussetzung für Status, Ansehen und finanzielle Sicherheit ist, oder nicht mehr die einzige Möglichkeit für eine Frau ist, das Elternhaus zu verlassen und Kinder zu haben, dann ist nichts mehr so, wie es war.

Die entscheidende Frage ist nun: Warum sollte man es tun, wenn es sich nicht gut anfühlt? Für eine Antwort müssen wir auf die erste Hälfte des zwanzigsten Jahrhunderts zurückblicken und darauf, wie die Menschen damals gelebt haben.

Im Spannungsfeld der Gegensätze

Das alte Modell bestand grundsätzlich aus zwei Möglichkeiten. Als Erstes gab es das Ideal der Liebe, wie es von Hollywood verbreitet wurde. Dazu brauchte es einen stets gutaussehenden Liebhaber, bei dem Zuneigung und sexuelle Leidenschaft vierundzwanzig Stunden täglich abrufbar waren – auf die Liebe kam es an. Abweichungen von diesem Bild bedeuteten das Ende. Die zweite Variante war etwas realistischer, sie beinhaltete eine praktische Partnerschaft, jemanden zu finden und mit ihm ein Heim zu schaffen, eine Familie zu gründen, und das Beste aus allem zu machen. Manchmal gelang das auch irgendwie, mit allen Vor- und Nachteilen für die Betroffenen. Gelang es nicht, konnte es für die Beteiligten verheerend sein, und die Kinder aus einer solchen Beziehung mussten sich dann einen Reim über die widersprüchlichen Aussagen über Liebe, Partnerschaft und Ehe machen. Diese polarisierten Bilder hinterlassen ein Erbe mit dem wir umgehen müssen.

Gegensätze sind ein Teil unserer Existenz – Tag und Nacht, Gut und Böse, Licht und Dunkel, Leben und Tod, Männlich und Weiblich. Jede Unterschiedlichkeit birgt Chancen, aber auch Einschränkungen. Das eine gibt dem anderen Bedeutung und Tiefe. Ein Problem entsteht, wenn wir das eine dem anderen vorziehen oder nicht wahrhaben wollen, was es heißt, mit Unterschiedlichem umzugehen. Dann erfahren wir beide als entgegengesetzt, statt sie als komplementär zu begreifen. Eine Ehe ohne romantische Liebe, ohne gemeinsame Träume, Leidenschaft oder ein gewisses Maß an spontaner Verrücktheit, kann zur Sklaverei werden. Aber wenn es gelingt, kann daraus eine befriedigende Partnerschaft entstehen, ein Gefühl der Erfüllung durch gemeinsame Aufgaben und durch das Einhalten ernst gemeinter Versprechen. Am allerwichtigsten jedoch gibt sie die Stabilität, die sowohl von Kindern als auch Erwachsenen benötigt wird, um sich im Leben verwurzelt zu fühlen. Tony Parsons sagt in seinem Roman *Man and Boy*: „Man sollte die Kraft der Kernfamilie niemals unterschätzen. Wer heutzutage aus einer heilen Familie kommt, hat sozusagen schon eigenes Vermögen angehäuft. Oder er hat Augen wie Paul Newman oder einen großen Schwanz. Es ist ein wirklicher Segen im Leben, der nur wenigen Glücklichen gewährt wird."[4]

Diese Art von Sicherheit ist unbezahlbar für Kinder. Das ist die eine Seite. Auf der anderen Seite geht diese Sicherheit häufig zu Lasten der individuellen Freiheit der Erwachsenen und bedeutet persönliche Opfer zu bringen, statt beide Partner zu stärken und die persönliche Weiterentwicklung zu fördern.

Weiter heißt es bei Parsons: „Aber diese stabilen häuslichen Verhältnisse können uns mit einem falschen Gefühl der Sicherheit besänftigen. Als ich heranwuchs, ging ich davon aus, dass alle Ehen genauso stabil und langlebig sein müssten, wie die meiner Eltern, meine eigene eingeschlossen. Bei meinen Eltern sah das ganz einfach aus, aber es ist alles andere als einfach."[5]

Auch wenn, wie in Parsons Darstellung, die unfehlbar stabile Ehe ein sicheres Nest für den Start bereithält, könnte sie versagen, wenn man dem Nachwuchs beibringen will, wie man mit den innewohnenden Schwierigkeiten in Beziehungen umgeht. Vielleicht ist die wichtigste Fähigkeit, die wir lernen sollten die, mit Unterschieden und Konflikten umzugehen.

Es gibt eine weitere Hürde in diesen Ehen: Hinter dem oft verzweifelten Festhalten an der Sicherheit, kann sich ein Gefühl der Unwirklichkeit verstecken. Partner in einer solchen Beziehung wirken eher wie ängstliche Kinder, die elterliche Rollen übernommen haben, als wirklich wie Erwachsene. Wir werden später noch genauer über Partner berichten, die aus dem „Elternmodus" agieren, wie wir ihn nennen. Es ist deshalb nicht verwunderlich, dass die Nachkriegsgeneration, nachdem sie vom materiellen Überfluss, Bildungschancen und von der Stabilität des Elternhauses profitieren konnten, zum anderen Extrem wechselte. Sie fand sich in einer sich schnell expandierenden Welt der Information und persönlichen Freiheit wieder: Sie entschieden sich für Freiheit, Forschung und individuelles Wachstum. Die Befreiung war immer noch besser, als das Muster der Eltern zu wiederholen, die auf dem Gebiet der Intimität ihre Möglichkeiten nie ganz ausgeschöpft hatten. In diesem Klima verzichtete man gern auf die Wurzeln, da sie meist mit persönlichem Opfer in Verbindung gebracht wurden. Der alte Beziehungsstil schien nicht sonderlich viel zu bieten in dieser neuen sinnlichen Welt, und ihre Stabilität wurde als Fessel angesehen, die nun zerschnitten werden konnte.

Und was wurde aus dem romantischen Ideal? Die Hollywood-Version war zu stereotypisch, zu naiv und zu durchsichtig für die neuen Welterfahrenen. Was sollte bei diesem Ideal herauskommen? In der Konsequenz würde jedes Hollywood-Märchen in einer vertrauten Routine enden. Hochzeitsglocken, fröhliche Familien – dieselbe alte Falle. Was geschah mit den weniger kritischen Menschen, die das Ticket dennoch kauften und die aus dem Traum der glorreichen Liebe aufwachten, bevor es ein Happy End für sie gab, oder nach der ersten Runde von Familienleben? Oft war es Schmerz und Enttäuschung, oder vorzeitige Erschöpfung.

Auf der Suche nach Liebe und Freiheit

Wenn weder Sicherheit noch romantische Ideale brauchbare Modelle waren, welche Alternativen gab es dann? Eine Antwort, die Ende der Sechziger Jahre auftauchte, war die freie Liebe, beeinflusst durch utopische politische Ideen und bewusstseinserweiternde Drogen. Dieses Modell sprach vor allem die

Abenteurer an. Keine Sklaverei mehr aufgrund romantischer Ideen über die unsterbliche Liebe! Werft die veralteten Rollenmuster und Beschränkungen der Familie mit der daraus resultierenden gegenseitigen Abhängigkeit über Bord! Lasst Kinder geboren werden aus dem Akt der Liebe, sei er auch noch so flüchtig! Lasst Eifersucht fallen! Mache deinen Partner nicht zu deinem Besitz! Lasst die Männer Gefühle haben, und die Frauen sexuelle Wesen sein! Genießt es, solange es dauert, und wenn es sich nicht mehr gut anfühlt, trennt euch in Freundschaft und geht weiter, besseren Zeiten entgegen. Behindert nicht die Entfaltung eures eigenen Potenzials, und steht dem anderen bei seiner Selbstfindung nicht im Weg!

Es ist nicht besonders schwer, den Reiz zu erkennen oder sich von der Schönheit der Vision berühren zu lassen. Männer und Frauen sind gleichberechtigt, sie sind frei, Sex zu genießen und die unendlichen Möglichkeiten der Liebe und des Begehrens zu erforschen; Erregung, Spaß, Sex, Freiheit, Individualität und freie Wahl; keine Schuld, keine Verpflichtung, keine Scham, keine Verbundenheit. Für einige, besonders für die Männer, war es eine Weile ganz amüsant, aber es war keine Garantie für Glück, es brachte kein bisschen Stabilität, und eine blieb gewöhnlich zurück, um das Baby zu versorgen.

Hat uns all diese Freiheit einer gesünderen und glücklicheren Gesellschaft nähergebracht? Wir haben mehr Auswahl, mehr materiellen Komfort und mehr Informationen, als irgendjemand sich noch vor fünfzig Jahren hätte vorstellen können, aber wir können nicht sagen, ob sich unsere Lebensqualität wirklich verbessert hat. Tatsächlich fühlen sich mehr Menschen entfremdet, einsam und gefühlsmäßig mehr verunsichert als je zuvor.

Auch wenn die sexuelle Freiheit jetzt Norm geworden ist, und Menschen mehr sexuelle Erfahrungen vor der Ehe haben als früher, sehnen sich die meisten von uns nach einer langfristigen

Beziehung, selbst wenn wir keine Vorstellung davon haben, wie wir sie realisieren sollen. Hier taucht dann ein ernsthaftes Problem auf. Da Freiheit normal geworden ist, genießen wir sie, solange wir sie haben. Gleichzeitig wächst aber auch unsere Angst zu versagen, und die Einsamkeit, wenn wir es nicht schaffen, die Art von Beziehung zu kreieren, die uns vorschwebt.

Im Gegensatz zu unseren großartigen Errungenschaften im Bereich technischer Fertigkeiten, waren wir bisher nicht in der Lage, eine gleichwertige Fähigkeit zu entwickeln, um das Rätsel der menschlichen Interaktion zu lösen. Wir können jederzeit, wo immer wir auch sind, miteinander reden – aber worüber? Denn parallel damit kam eine immer größer werdende Unwissenheit darüber auf, wie wir befriedigende persönliche und intime Beziehungen leben können.

Ungeachtet der Obsession voyeuristischer sexueller Bildsymbolik und der allgemeinen Idee, dass Sex für alle und jederzeit Spaß machen sollte, sind wir im Großen und Ganzen sehr ignorant, was das Wissen über die körperliche Liebe und sexuelle Intimität betrifft.

Paare empfinden es als äußerst schwierig, offen über die Dinge zu sprechen, die ihnen am Herzen liegen. Erst kürzlich fanden wir einen Zeitungsartikel in dem es um Paare ging, die keinen Sex hatten. Es wurde in einer Weise präsentiert, als wäre dies eher selten. Unsere Erfahrung als Therapeuten zeigt, dass Paare in Beziehungsschwierigkeiten kaum Sex haben, es sei denn, sie wären völlig von ihrer emotionalen und körperlichen Wirklichkeit getrennt.

Hier die Antwort einer jungen Frau im Interview darüber, wie sie und ihr Freund mit dem Problem umgehen: „Manchmal möchte ich mit ihm darüber reden; aber es ist auch völlig klar zwischen uns, dass wir darüber nicht sprechen. Es würde sich furchtbar übergriffig anfühlen.“ [6]

In unserer Entfremdung sehnen wir uns nach Verbundenheit, aber wir wissen nicht, wie es geht. Die Auswirkungen dieses Getrenntseins sind so vage wie weit gefächert. Könnte es sein, dass der explosionsartige Gebrauch von Mobiltelefonen, die Drogenkultur, die Modewelt, das Internet, alle nur getragen werden von unserem Bedürfnis nach Anerkennung und unserem Wunsch, uns verbunden zu fühlen? Vielleicht ist die potenzielle Öde unserer Zivilisation, der ausbeuterische Kommerz, der Raubbau an den Ressourcen, die Verschmutzung der Umwelt letztendlich nur von einer inneren Begrenztheit angefeuert, einem tiefen Verlangen, sich mit anderen körperlich, geistig und seelisch verbunden zu fühlen, so, wie sie nur wirkliche Intimität bieten kann.

Von der Krise zur Chance in Beziehungen

Wenn wir die Krise intimer Beziehungen als eine Phase betrachten, durch die wir hindurchgehen müssen, dann haben wir vielleicht die Chance, das Problem im Kontext zu erkennen. Jedenfalls empfehlen wir, diese Krise als eine Art pubertäre Entwicklungsphase zu sehen, mit der sich der Westen auseinandersetzen muss. Wenn wir anfangen so zu denken, dann würdigen wir, wie wichtig uns die Suche nach einem neuen Konzept für intime Beziehungen ist.

Wenn wir als Heranwachsende über Sex, Beziehungen und Ehe nachdenken, dann scheint es, als hätten wir nur zwei Möglichkeiten. Einmal könnten wir unsere pubertären Experimente ins Extrem führen und den Rest unseres Lebens nach der ewigen Party suchen, und es anderen überlassen, die Konsequenzen aus unserer Promiskuität und Unverantwortlichkeit zu tragen. Auf der anderen Seite ist die innere Stimme, die sagt: „Werde endlich erwachsen, lass dich nieder und mach das Beste daraus“, nicht besonders attraktiv. Es klingt nicht sehr überzeugend, da es, wie wir gesehen haben, eher zu Unterdrückung tendiert, statt zu Freiheit; außerdem fordert sie zum Pseudo-Erwachsensein auf, statt zu wahrem Erwachsensein. Wenn wir uns dafür entscheiden, werden wir uns selbst sabotieren – mit Ungeduld und Groll. Wir werden bei der ersten Schwierigkeit sofort aufgeben oder wie ein Jugendlicher noch einmal das Zuhause verlassen, oder es dem anderen überlassen, den widerwilligen Elternteil zu spielen, während wir es mit einem neuen Partner noch einmal versuchen.

Allerdings sollten wir diese pubertäre Phase nicht einfach so abtun. Vor nicht allzu langer Zeit haben die Menschen sofort nach der Pubertät geheiratet und starben etwa mit vierzig. So etwas wie Jugend gab es einfach nicht, sie ist eine Neuheit. Sie existierte nicht, bis Künstler wie Elvis Presley oder die Beatles das Großkapital darauf aufmerksam machten, dass Kinder zu Konsumenten von Schallplatten werden konnten, erst dann wurde die Jugend von der Gesellschaft ernst genommen. Als dann Scheidungsverfahren einfacher wurden hatten Männer und Frauen eine Chance, ihren Gefühlen, ihren Möglichkeiten, ihren Wünschen, ihrem Herzklopfen und ihren Träumen zu folgen. Das Problem ist nicht die Pubertät, das Problem entsteht, wenn wir darin hängen bleiben.

Der Zweck der Freiheit

Wir haben unsere Freiheit verdient, wir haben lange Zeit darauf gewartet, aber wirkliche Freiheit hat nichts mit pubertärer Rebellion zu tun. Eine gewählte Freiheit beinhaltet Bewusstheit und Verantwortung. Es scheint, als wären wir noch nicht bereit für frei gewählte verbindliche Beziehungen. Jugendliche können damit nicht wirklich umgehen.

Eine ähnliche Sicht der Dinge hat der ehemalige Bischof John Shelby Spong, zur Zeit als Professor in Harvard tätig. „So wie ich es sehe, ist Monogamie bisher noch nicht praktiziert worden. Wahre Monogamie erfordert die absolute Gleichheit zwischen einem Mann und einer Frau. Völlige Gleichberechtigung in jeder Hinsicht, politisch, sozial und religiös. Ich denke, wir werden wahre Monogamie erst erreichen, wenn Männer und Frauen sich völlig einig sind. Solange die Gesellschaft noch nicht in einem Stadium ist, wo diese absolute Gleichheit zwischen den Geschlechtern besteht, können wir keine wahre Monogamie haben, sondern nur ein monogames Muster." [8]

„Wahre Monogamie beinhaltet eine tiefe Auseinandersetzung zweier gleichberechtigter Menschen, und das ist es, was ich befürworte. Ich glaube wirklich, dass es etwas absolut Wunderbares hat, sein Leben und seine Liebe einem gleichberechtigten Partner zu widmen, und jeden Aspekt des Lebens mit ihm zu teilen." [7]

Wir denken, dass er recht hat, aber wir sehen Gleichberechtigung nur als einen Anfang. Solange wir nicht frei sind, eine verbindliche Beziehung einzugehen, sind wir auch nicht frei, uns dafür zu entscheiden. Unsere intimen Beziehungen können dann wachsen, wenn wir von der Basis der Gleichheit ausgehen. Wir beanspruchen Freiheit, aber nicht auf Kosten von Tiefe. Wir sind unseren Beziehungen gegenüber verpflichtet, aber wir erwarten, dass sie uns noch einen Schritt weiterbringen, tiefer in unsere Innenwelt und darüber hinaus zum anderen hin.

Dies ist ein transformatorischer Schritt, hinein in die feurige Seele intimer Beziehungen. Wir glauben, dass es ein Ruf des Göttlichen ist, ein Ruf der Seele, wenn wir uns verlieben. Um diesem Ruf bis zu seinem Ursprung zu folgen, machen wir uns auf den Weg in ein mysteriöses Abenteuer, und lassen uns darauf ein, uns zu transformieren. Dieses Buches beschäftigt sich genau mit den Konsequenzen, die sich aus dieser Verpflichtung und Transformation ergeben.

Wir sind der Meinung, dass es sinnvoll ist, die aktuellen Veränderungen in Beziehungen als einen Prozess zu betrachten, anstatt sie als Endergebnis zu sehen. Gleichwohl, die Würfel sind gefallen. Die Spieler sind Männer und Frauen, die Regeln begründen sich auf Liebe und Macht, und dem Gleichgewicht aus Freiheit und Hingabe. Wir glauben, dass Männer und Frauen transformiert werden können, indem sie sich bewusst auf eine Beziehung einlassen. Es könnte katastrophal sein, wenn wir verbindliche Beziehungen vermeiden, und damit vielleicht die Leben von zukünftigen Generationen aufs Spiel setzen; sie vorsätzlich anzunehmen, scheint eine zusätzliche erfüllende Kraft zu geben.

In der offensichtlich schwierigen Alchemie zwischen Mann und Frau gibt es eine Dynamik, die bisher vor uns verborgen blieb. Wir wissen, dass es um mehr geht, als einfach nur darum, für den Nachwuchs zu sorgen. Uns ist klar, dass der nächste Schritt Bewusstheit, Mut und Durchhaltevermögen erfordert, sowie die Fähigkeit unsere eigenen Gefühle zu bejahen. Vielleicht war die Menschheit noch nicht bereit für dieses Geheimnis. Vielleicht mussten wir erst erwachsen werden. Vielleicht mussten wir erst unser Zuhause verlassen.

Wenn wir dieses inneliegende Potenzial erkennen, kann sich wirklich etwas verändern.

3. Verliebtsein

Du gehst mir unter die Haut,
du bist tief in meinem Herzen,
so tief in meinem Herzen, dass du ein Teil von mir bist
du gehst mir unter die Haut.

Wie sehr habe ich versucht nicht nachzugeben,
ich sagte mir 'Diese Affäre wird nicht gut ausgehen'.
Aber warum mein Liebling sollte ich versuchen Widerstand
zu leisten,
wo ich doch genau weiß,
dass du mir unter die Haut gehst.

Ich würde alles opfern, was auch immer passiert,
nur um dich in meiner Nähe zu haben.
Trotz der warnenden Stimme in der Nacht
die immer wieder in meinem Ohr ertönt:
'Weißt du kleiner Trottel denn nicht, dass du niemals
gewinnen kannst.
Nutze deinen Verstand und erkenne die Realität!'
Aber immer wenn ich es tue,
bringt mich nur der Gedanke an dich
davon ab, bevor ich beginne,
denn du gehst mir unter die Haut.

Cole Porter[1]

ERINNERN SIE SICH DARAN, wie sie das erste Mal verliebt waren? Trauen sie sich! Vielleicht sind sie ja noch immer verliebt in diesen Partner? Vielleicht waren sie gar nicht verliebt, sondern sind irgendwie zufällig zusammengekommen und haben sich von gemeinsamen Interessen zu gemeinsamen Adressen und gemeinsamen Bankkonten bewegt?

Wie auch immer es bei ihnen war, wahrscheinlich hatten sie eine Vision, wie die Beziehung sich entwickeln sollte. Vielleicht war es für sie beide klar, und sie haben offen darüber gesprochen. Wahrscheinlicher ist aber, dass sie nie darüber nachgedacht oder darüber gesprochen haben. Es fühlte sich einfach richtig an, und sie vertrauten beide darauf, dass es genug gemeinsame Interessen gab, um es zu versuchen. Wie immer ihre Geschichte aussieht, sie werden unbewusst mit einer ganzen Reihe von Sehnsüchten, Träumen, Hoffnungen und Ängsten in die Beziehung gestartet sein.

In ihrem Buch *Die Wolfsfrau* beschreibt Clarissa Pinkola Estes den Prozess des Verliebens, indem sie die Geschichte und die Abenteuer eines zerstreuten Fischers erzählt. Wir sind der Meinung, dass Metaphern gut sind, um über die Liebe zu sprechen, und das Fischen ist eine gute. Also werden wir uns ihre Geschichte für einen Moment ausleihen. Wir möchten sie einladen, mit uns fischen zu gehen. Stellen wir uns vor, sie haben ein kleines Boot, mit dem sie so dahintreiben und ihre Angel hängt seitlich im Wasser. Stellen sie sich nun den Moment vor, wenn sie nach endlosem Warten, und an nichts Besonderes denkend, am anderen Ende der Schnur diesen Zug spüren. Stellen sie sich den Adrenalinschub vor, die Aufregung etwas an der Angel zu haben, den Nervenkitzel, nicht zu wissen was aus dem Wasser auftaucht... Der Fisch oder der Liebhaber, wir könnten ihn ihren Fang nennen, könnte alles Mögliche oder gar nichts sein. Egal was es ist, es hat ihre volle Aufmerksamkeit. Etwas

Unbekanntes hat die Macht ihre Phantasie zu beflügeln, und ihre schlafenden Hoffnungen und Träume zu wecken. War das Fischen bisher ein halbherziger Versuch Zeit zu füllen, so kommen sie plötzlich in die Gegenwart, all ihre Sinne sind hellwach.

Wie war das, als sie ihrer besseren Hälfte zum ersten Mal begegneten? Was war das für ein Fang? Was ist ihnen an ihr oder ihm aufgefallen? Worin unterschied sich diese Person von den anderen? Was hat sie veranlasst, sie näher kennenzulernen? War es ein Blick, oder die Art wie sie/er sich bewegte, oder der Klang der Stimme? Vielleicht sah die Person einfach super aus, toll angezogen, süß, selbstsicher... Vielleicht hatten sie bei dieser ersten Begegnung Sex miteinander, und er war ganz anders als sonst. Aber vielleicht war es auch ein Treffen von Gleichgesinnten, vielleicht haben sie sich angeregt unterhalten und sie hatten das Gefühl, endlich jemanden getroffen zu haben, der sie versteht und der ihre Ansichten teilt.

Einige verlieben sich voller Ekstase, andere treibt es fast in den Wahnsinn, andere treiben einfach aufeinander zu und wieder andere fühlen sich einfach wohl miteinander. Egal wie es bei ihnen passierte: Es lässt sich rational nicht erklären.

Vielleicht sind sie jemand, der sich genau daran erinnert, als ob es erst gestern passiert wäre, und sie wissen exakt, was die Anziehung ausgemacht hat. Oder sie können sich überhaupt nicht daran erinnern oder irgendetwas genaues darüber sagen. Dennoch waren auch sie gefangen, nachdem ihre Aufmerksamkeit davon in Anspruch genommen war – weil wir beides sind, der Fischer und der Fang.

Die erste Begegnung mit dem unbekannten Anderen steckt voller unausgesprochenen Hoffnungen – etwas Außergewöhnliches passiert da. Die Verliebten erleben eine völlige Veränderung in ihren Persönlichkeiten und Verhaltensweisen.

Plötzlich passiert alles mit einer größeren Intensität. Erinnern sie sich daran, wie es war, bevor sie wussten, ob ihre Gefühle erwidert werden? Können sie sich an das Hin und Her zwischen Hoffnung und Angst vor möglicher Ablehnung und Enttäuschung erinnern? An das Gefühl sanfter Freude im Bauch, wenn sie an das nächste Telefonat dachten? Und wie eben diese Freude in Verzweiflung oder ein lässiges „Ich bin unabhängig" umschlug, wenn das Telefon nicht läutete, um sich beim nächsten Anruf wieder in Luft aufzulösen, wenn sie nach einem Rendezvous gefragt wurden? Und wenn sie selbst den Anruf gemacht haben, könnten sie wahrscheinlich eine Geschichte darüber erzählen, wie oft sie den Hörer abgenommen und dann wieder aufgelegt haben, um nicht aufdringlich zu erscheinen und es ein wenig herunterzuspielen, für den Fall, dass man ihre Annäherungsversuche nicht willkommen hieße. Wenn wir verliebt sind, erleben wir mehr Gefühle als je zuvor – und mit ziemlicher Sicherheit erleben die, deren Liebe unerwidert bleibt, mehr davon als alle anderen.

Dann klappt es irgendwie, die neuen Liebhaber haben einen Weg gefunden, ihre Gefühle füreinander zu kommunizieren, sie fangen an, sich zu offenbaren. Manch einer wird dabei zum Poeten und schreibt des Nachts Gedichte. Ein Gefühl exquisiter Harmonie liegt in der Luft. Das Wunder des Verschmelzens, der Hingabe, die gemeinsamen Träume und Visionen verbinden sich mit den Gerüchen, Tönen und Empfindungen der neu gefundenen intimen Sinnesfreuden. Erinnern sie sich, wie die Energie süß und ruhig und gleichzeitig wie ein reißender Fluss durch sie hindurchfloss? Verliebtheit kann schon eine stürmische Erfahrung sein. Einige Menschen werden ein wenig verrückt und fangen an, die ganze Welt zu lieben, sie sehen keine Grenzen und handeln unüberlegt. Vielleicht vollbringen sie sinnlose schöne Taten, weil sie verliebt in die Liebe sind. Manche denken nicht mehr daran, etwas zu essen.

Wenn wir verliebt sind und diese Liebe erwidert wird, dann fühlen wir uns lebendig, ganz, wunderbar und vollständig. Es hat etwas Natürliches. Wir sind selig. Unser tiefstes Verlangen wird gleichzeitig aufgewühlt und befriedigt und ein umfassendes Gefühl der Verbundenheit entsteht. Vielleicht fühlte sich ihr ganzes Leben anders an, nachdem sie ihren Partner getroffen hatten. Was immer sie getan haben, wo immer sie waren, nur der Gedanke an den anderen gab ihnen ein gutes, warmes Gefühl. Sie sahen anders aus, gingen aufrechter, sprachen ruhiger und mit mehr Zuversicht. Die Farben waren intensiver, die Musik lieblicher. Und der andere war die ganze Zeit bei ihnen, selbst wenn sie weit entfernt voneinander waren. Genau wie in dem alten Lied von Cole Porter, wenn wir verliebt sind, dann tragen wir den Eindruck dieser einen speziellen Person direkt unter unserer Haut, ganz nah an unserem Herzen, als einen Teil von uns, fast näher als wir uns selbst sind.

Was für einen Fang haben sie sich erhofft?

Während unser Fischer auf seinen Fang wartet, gibt er sich seinen Tagträumen hin. Dies ist ein passendes Bild dafür, wie wir den Tätigkeiten des Alltags nachgehen, ohne uns bewusst zu sein über unsere Fantasien, wie das Leben sein könnte, wenn wir die eine spezielle Person treffen würden. Die meiste Zeit treiben wir so dahin, mit vagen Vorstellungen über unseren Fang; unsere Angeln hängen lose, und wir stellen uns vor, wie gut es uns gehen wird, wenn wir den Fang nach Hause bringen.

Wenn es also am Haken zurrt, wir den Zug spüren, dann sind wir sofort überzeugt, dass dies der/die Richtige ist – der Traum wird Wirklichkeit. Und anfangs fühlt es sich tatsächlich so an. Die erste größere Veränderung ist die, dass wir uns so mögen, wie wir sind. Ob nun die Verliebtheit unsere wahre Natur zum

Vorschein bringt oder wir uns einfach nur gut benehmen, ist schwer zu sagen. Aber eines ist sicher, während dieser Zeit sind wir erhaben über die weniger angenehmen Seiten, die ansonsten ständig am Rande unseres Charakters schlummern. Es ist beinahe so, als würde die Präsenz des magischen Geliebten unsere hässlichen Eigenschaften einfach verschwinden lassen. Vielleicht kommt daher der Satz „Liebe versetzt Berge."

Alles ist wunderbar bis zu dem Moment, in dem wir zum ersten Mal einen anderen Aspekt unseres Geliebten wahrnehmen. Zuerst geben wir ihm nicht viel Aufmerksamkeit. Es kann sie für uns sogar noch liebenswerter erscheinen lassen. Geht es nicht genau darum, den anderen mit all seinen Fehlern zu lieben? Es fühlt sich gut an, die Person zu sein, die dies zustande bringt, und wir alle sehnen uns danach, das Gute in uns zum Vorschein zu bringen. Jetzt fühlen wir uns nicht nur geliebt und gewollt, sondern wir erfahren uns auch als liebevoll, wir haben es geschafft! Die Segel sind gesetzt, eine leichte Brise weht, die Fische springen und die Sonne zeigt sich am Horizont…

Aber dann trübt eine Wolke den Himmel. Irgendwann hörst du des Nachts das leise Flüstern einer warnenden Stimme: „Du bist total blind!" Dieser erste Moment der Verstörung geht nicht weg. Können sie sich an den Moment erinnern, als sie merkten, dass ihr Partner noch andere Seiten hatte, als offensichtlich war, und sie sich entschieden, darüber hinwegzusehen?

Eine Frau erzählte uns einmal von so einer Geschichte an ihrem Hochzeitstag.

> „Wir verließen die Kirche unter dem Jubel unserer Freunde und Verwandten und gingen Richtung Wagen, der uns zu unserer Feier bringen sollte. Mein frisch angetrauter Ehemann stieg vor mir in den Wagen ein und ließ mich, während ich mein Kleid zusammenraffte, umständlich

hinter ihm einsteigen. Er hatte es nicht bemerkt. Und als ob nichts passiert wäre, winkte er und lächelte weiter unseren Gästen zu. Für ihn war es auch so. Aber ich hatte im Bruchteil einer Sekunde unendlich viele Gedanken und Gefühle, die in meinem Inneren auftauchten. Ich war schockiert, verletzt und ärgerlich. Mir traten Tränen in die Augen. Es ging so schnell, dass ich noch nicht einmal in meinen Bewegungen innehielt.

Als ich meinen Platz neben ihm einnahm, drehte er sich zu mir und lächelte mich liebevoll an – ein ähnliches Gefühl tauchte auf. Diesmal rechtfertigte ich es vor mir selbst: Natürlich hatte ich nicht erwartet, dass er die Tür für mich aufhält, ich war gesund und fit und durchaus in der Lage, ins Auto zu steigen. Er war wahrscheinlich nur aufgeregt und erleichtert, dass alles gut gegangen war, vielleicht war er auch schon mit der Rede beschäftigt, die er später noch halten sollte. Ich schaffte es sogar, mir einzureden, dass niemand Tränen in den Augen der Braut merkwürdig finden würde.

Es passierte alles so schnell, dass mir keine Zeit blieb, es bewusst wahrzunehmen. Mein mir frisch angetrauter Ehemann sah nur eine Braut, die ihn anlächelte und vor Glück ein paar Tränen verdrückte.

Wir erlebten einen wunderbaren Empfang und ich hatte den Vorfall bald vergessen. Und trotzdem hat es, wie man sieht, einen bleibenden Eindruck hinterlassen."

Nur für einen kleinen Moment war der Schleier gelüftet worden. Einige Ehejahre später kam die Erinnerung daran wieder in ihr Bewusstsein, um eine tiefere Bedeutung zu offenbaren. Warum wir solchen Gefühlen im ersten Augenblick nur wenig Beachtung schenken ist einfach und dennoch komplex.

Die Komplexität kommt daher, dass wir uns zunächst nicht darüber bewusst sind, was die ursprüngliche Anziehung ausgemacht hat. Denn der Vorgang des Verliebens umgeht den rationalen Verstand. Etwas tief in uns wird bewegt, und wir sind zu einem Abenteuer auf ganz anderem Niveau eingeladen, das sehr wenig Kontrollmöglichkeiten für uns bereithält.

Die einfache Erklärung ist ebenfalls nicht so leicht. Wir hängen mit Haut und Haar an der Angel. Diese Art der Einfachheit ist eher unschuldiger Natur. Sie ähnelt der archetypischen Qualität des Narren im Tarot, der am Abgrund steht. Es braucht einen mutigen Sprung aus einem wirklich unschuldigen Teil unseres Selbst, um uns zu verlieben. Wir können es weder rational noch bewusst tun. Es braucht Unschuld, damit Narren sich in Bewegung setzen, wo Engelchen ängstlich jeden Schritt vermeiden. Und genau dies ist die Schönheit des Verliebens, wir werden zum vertrauenden Narren, wir vergessen uns selbst, wir machen einen Schritt über den Abgrund, und werden auf mysteriöse Weise für einen seligen Augenblick in der Luft gehalten. Wir fallen aus unseren gewöhnlichen Rollen und Identifikationen. Natürlich verschwenden wir keine Zeit damit, zu überlegen, warum wir uns in der Nähe unseres Geliebten so gut fühlen. Wir machen weiter und genießen es. Anscheinend gibt es einen eingebauten Mechanismus in diesem Prozess, der uns die Dinge, die uns für gewöhnlich belasten, vom Leib hält, wenn wir verliebt sind. Dies geschieht aus dem einfachen Grund, weil diese Teile nun ganz und gar befriedigt sind. Das Gewöhnliche wird außergewöhnlich. Wir können uns entspannen, und das Gefühl der Ganzheit in unserem Wesen genießen.

Es war Freitagabend um 18.30 Uhr. Die Londoner U-Bahn war so voll, wie sie nur sein konnte. Überall waren Menschen, die wie Ameisen umherschwirrten und zielgerichtet ihren Weg die Rolltreppen hinauf und hinab verfolgten, den Zügen hinterherrennend, ihre Taschen und Gepäck durch die Sperren ziehend. Der kalte Wind, der durch die Station wehte, verstärkte den Druck, möglichst schnell weiter und nach Hause zu kommen. Aber ihm war es egal. Er stand wie gelähmt am unteren Ende der Rolltreppe und lauschte einem Straßenmusikanten mit ungewohnter Intensität. Es war ein altes Liebeslied, eines das er schon häufig gehört hatte, aber er hatte es nie wirklich gehört – bis zu diesem Moment. Seine Augen waren feucht und leuchteten. Er nahm die Menschen nicht wahr, die versuchten an ihm vorbeizukommen.

„Ja!", rief er, ohne sich daran zu stören, ob irgendjemand ihn hörte, „Darum geht es!"

Triumphierend nahm er sie in seinen Arm und zusammen schwebten sie über den Zementboden wie eine Einheit, bis sie dann auf der überfüllten Rolltreppe ihren Platz fanden, eng umschlungen, sich ihrer Körper unter den dicken Wintermänteln bewusst.

„Wie können Leute dieses Lied hören und einfach weitergehen?", fragte er sie, ohne eine Antwort zu erwarten.

Sie drückte seine Hand und sagte liebevoll: „Du Spinner", sah ihm tief in die Augen mit einem Lächeln, das die ganze Welt umschließen konnte. Sie liebte diese verrückte, aufgedrehte Seite an ihm. Wenn sie so zusammen waren, wurde aus dem unwirtlichen alten London plötzlich ein fröhliches Paris.

Es spielte keine Rolle wo sie waren, sie war einfach glücklich, lebendig zu sein. Selbst wenn sie nicht zusammen waren, bemerkte sie dieses warme Glühen, als ob sie irgendwie ganz und komplett wäre, zur gleichen Zeit aufgeregt und völlig ruhig. Manchmal war sie derart absorbiert von diesem Gefühl, dass sie andere, die sie im Büro ansprachen, völlig ignorierte. Doch wenn sie es bemerkte und sich ihnen mit diesem Lächeln zuwandte, hatte man ihr schon vergeben. Dieser Tage strahlte sie eine Liebe aus, die ansteckend war.

Das gewisse Etwas

Haben Sie jemals darüber nachgedacht, warum sie sich genau in ihren Partner und keinem anderen verliebt haben? Oder warum die Person, die ihren besten Freund völlig aus dem Gleichgewicht bringt, sein Herz höher schlagen lässt und andere Körperteile in frohe Erwartungshaltung bringt, sie völlig kalt lässt, auch wenn sie die Person ganz in Ordnung finden? Genauso geht es ihrem Freund mit ihrem Liebsten, der diese Magie bei ihnen auslöst. Das ist doch irgendwie seltsam, oder?

Wir haben selbstverständlich individuelle Präferenzen für bestimmte Typen. Einige bevorzugen Blondinen, andere Brünette. Einige mögen es heiß, andere wiederum nicht. Die Frau, die für den einen Mann zu dick aussieht, sieht für einen anderen unwiderstehlich üppig aus. Ein Mann, der nicht besonders gut gekleidet ist, sieht für eine Frau rau und männlich aus und für eine andere ist er ein unattraktiver Schussel. Es gibt unzählige schöner, üppiger Frauen und ebenso viele weniger gut angezogene, attraktive Männer auf der Welt. Würde nicht irgendeiner von ihnen gut genug sein? Wenn dem so wäre, warum machen wir so viel Aufhebens, wenn eine Beziehung zu Ende geht? Geht los, und fangt einen anderen, es gibt jede Menge Fische im Meer!

Aber es kommt nicht nur auf die Erscheinung an. Die Persönlichkeit spielt auch eine Rolle. Und das Benehmen und eine Reihe von Eigenschaften, die man nicht so einfach definieren kann. Wir müssen also ein wenig tiefer gehen. Wenn wir darüber nachdenken, was zuerst unsere Aufmerksamkeit erhaschte, und was attraktiv genug war für eine Beziehung, in der wir jetzt sind, dann machen wir häufig eine ziemlich perverse Entdeckung. Meistens stellt es sich heraus, dass die attraktivste Seite im Partner auch diejenige ist, der wir jetzt mit Zwiespalt begegnen. Da dies ein komplizierter Gedanke ist, werden wir ihn näher erläutern.

In unserem Fall fand Nick es zu Beginn ungewohnt und interessant, dass Helena in der Lage war, Nein zu ihm zu sagen, nicht einer Meinung mit ihm zu sein und ihn herauszufordern. Er mochte diese durchsetzungsfähige Seite an ihr. Jedenfalls am Anfang! Helena dagegen hat nie vergessen, wie es sie faszinierte und berührte, als sie das erste Mal einen ganzen Abend das Vergnügen hatte, ihm zuzuhören, wie er über sich, sein Leben und seine Ideen sprach. Dies war kein einsilbiger Mann! Er konnte reden und seine Gefühle ausdrücken. Aber wie wir schon zu Beginn des Buches offenbart haben, war die Begeisterung schon bald verflogen. Helena fragte sich manches Mal im Geheimen, ob er jemals auch an ihr Interesse zeigen würde.

Wir werden noch untersuchen, warum die Qualitäten, die ursprünglich als attraktiv angesehen wurden, später in einem ganz anderen Licht erscheinen. Aber für den Augenblick gilt: Die Wahl des Partners war richtig, weil er uns mit Teilen unserer Persönlichkeit in Kontakt bringt, die wir längst vergessen haben. Diese vergessenen Teile sind ganz lebendig, aber unberührt in der Tiefe unseres Wesens, fast schon auf der zellulären Ebene, bis eben diese bestimmte Person gefunden wurde.

Deshalb müssen wir jemanden finden, der genau richtig für uns ist. Zum Beispiel interessiert uns bei der Geschichte der frisch Verheirateten nicht, ob der Ehemann richtig oder falsch gehandelt hat, denn schließlich war es ihr Hochzeitstag, und wir können sehr wohl verstehen, dass er aufgeregt und sie verärgert war. Was uns den Hinweis gibt, dass etwas Wichtiges geschehen war, ist der Fakt, dass und wie es die Ehefrau berührte; die Macht, mit der diese Gefühle sie trafen. Ihr schockierter Zustand scheint auch für sie selbst in keinem Verhältnis zu dem Vorfall zu stehen. Sie hat nie mit ihrem Mann darüber gesprochen oder sich auch nur daran erinnert, bis zu dem Tag, an dem sie eine heftige Auseinandersetzung mit ihm hatte. Da hat sie zu ihrer eigenen Überraschung und zur Bestürzung ihres Ehemannes diesen Vorfall beschrieben, um ihm klarzumachen, dass er auch keinen Deut besser ist als sein frauenfeindlicher Vater. Als sie ihr erstes Kind, einen Jungen, bekommen hatte, erfuhr sie von ihrer Mutter von der Enttäuschung ihres Vaters, dass sein erstgeborenes Kind ein Mädchen war. Nun erst verstand sie die ursprüngliche Anziehungskraft zu ihrem Mann und ihre starke Reaktion am Hochzeitstag, als er nicht in der Lage war, ihre Weiblichkeit zu ehren.

Gebranntes Kind scheut das Feuer

Vielleicht gab es bei ihnen keine Himmel voller Geigen oder andere Höhenflüge in (Un)Bewusstseinszustände, als sie ihren Partner kennenlernten, sondern Bodenständigkeit, gestützt durch Freundschaft und gemeinsame Freude an Musik oder Sex? Sie gingen nüchtern und wach in die Beziehung, statt in Ekstase, einen quasi psychotischen Zustand. Bedeutet das, dass sie keine Träume und Sehnsüchte hatten?

Für die erfahrenen Hasen im Beziehungskarussel ist der erste Schritt meist etwas zurückhaltender. Und dennoch werden selbst unter gedämpfteren Erwartungen alte Hoffnungen und Ängste wach. Die Wunden der Liebe heilen langsam und können einen fast automatischen Mechanismus aufbauen, um das Herz gegen weitere Verletzung zu schützen. Wenn also die Liebe an unsere Tür klopft, erkennen wir sie nicht. Da wir gelernt haben, ihr nicht zu vertrauen, begegnen wir ihr entweder mit Argwohn oder wir rationalisieren.

Hier sind die Worte eines Mannes, zitiert aus einer überregionalen Zeitung, der sich ein Jahr nach der Trennung von seiner ersten Frau nach sechzehnjähriger Ehe und zwei Kindern, ganz vorsichtig für eine neue Beziehung öffnet: „Ich bin jetzt seit vier Monaten wieder in einer Beziehung. Sie trennt sich auch gerade und ich kann ihr bei praktischen Sachen helfen. Ich erwarte nicht, dass die Beziehung lange währt. Sie wird wohl irgendwann zu ihrem Ehemann zurückkehren. Unsere Beziehung unterscheidet sich ziemlich von meiner Ehe, es sind keine Bedingungen daran geknüpft. Es macht mir Freude zu geben, ich erwarte nichts zurück. Ich bekomme was zurück und ich fühle mich erfüllt, und wenn es nicht klappt, werde ich auch klarkommen."[2]

Für uns zeigt er sich als ein Mann, der nicht darüber hinweggekommen ist, dass seine Ehe zu Ende ist. Wir könnten spekulieren, dass seine Aussage aus seiner Rationalisierung und der allgemeinen skeptischen Resignation herrührt. Ebenso könnte seine praktische Hilfe und sein Geben aus einem Bedürfnis der Kontrolle über die Situation kommen, die ihn ansonsten unerträglich verletzbar machen würde. Die warnende Stimme, die in der Nacht zu hören ist, mag vielleicht sagen: „Wenn du nur oberflächlich beteiligt bist, kannst du nicht verletzt werden." Was würde also passieren, wenn die neue Frau wirklich mit ihm zusammensein will?

Manchmal kann man den Widerstand, sich der Liebe hinzugeben als einen Versuch ansehen, sich vor dem Wissen über den Schmerz des Entliebens zu schützen. In Zeiten in denen die Ehe nicht zwangsläufig die einzige Form des Zusammenseins nach dem Verliebtsein ist, setzt Liebende sehr starken emotionalen und psychologischen Kräften aus und sie haben keine Struktur, diese aufzufangen. Deshalb kann der Schmerz größer sein, als man verkraften kann, und der Widerstand somit verständlich. Aber diese Haltung birgt ein Problem: Wenn man bereits weiß, dass die Liebe nicht hält, dann greift man den Tatsachen voraus, und verliert auf diese Weise die Unschuld. Wenn man nicht wie ein unschuldiger Narr fällt, wenn man zu verschlossen und ängstlich jeden Schmerz zu vermeiden sucht, dann hat man wahrscheinlich keine Chance, irgendwann jenseits der Enttäuschung auf die andere Seite zu gelangen. Man braucht die Energie des Narren, um weiterzukommen. Wenn man aber nicht von einer verbindlichen Beziehung getragen ist, dann sind diese Kräfte selbst für den Narren zu viel, und sie werden ihn verschlingen, wenn die Liebe vorbei ist.

Eine kurze Geschichte der Verliebtheit

Der Leser ist vielleicht geneigt sich vorzustellen, dass der universale Glaube an die Liebe etwas Normales, Natürliches ist, so alt wie die Menschheit selbst. Ein flüchtiger Blick auf irgendeinen Roman-Bestseller oder in ein Frauenmagazin oder in die Besprechungen neuer Filme, würde diesen Schluss zulassen. Natürlich haben Mann und Frau über Jahrhunderte Romantik und Sex genossen; das Konzept der freien Liebe als Basis für das Zusammenleben ist relativ neu.

In vielen Teilen der Welt werden heute noch Ehen von Eltern der Paare arrangiert, und als soziales Ereignis und finanzielle Übereinkunft innerhalb des Clans oder eines erweiterten Familiennetzwerkes gesehen. Häufig wird die Braut als Eigentum betrachtet, das von ihrer Familie als Zeichen der Solidarität mit der Familie des Ehemannes gegeben wird. Manchmal wird sie gekauft, aber meistens bringt sie eine Mitgift. Heiratsabsprachen und die Versuche junger Liebender, die Pläne ihrer Eltern zu durchkreuzen, waren Themen in zahlreichen Geschichten, in denen die Liebe versucht, den ökonomischen und politischen Aspekt der Verbindung zu transzendieren. In unserer westlichen Tradition erinnern wir uns an *Tristan und Isolde* oder *Romeo und Julia*; der Kampf um *Helena von Troja* war der bedeutendste Mythos im europäischen Altertum.

Viele dieser Geschichten beschrieben ein Schicksal, das unter einem schlechten Stern in einer Tragödie endete. Es scheint, als habe die Vorstellung der romantischen Liebe auch eine Tendenz zu enttäuschen und sich nicht zu erfüllen. Vor allem in Westeuropa hat die Idee der romantischen Liebe ihre Wurzeln. Letzten Endes muss der Rest der Welt irgendwie Schritt halten, wie auf so vielen anderen Gebieten auch. Ist dies das spezielle Geschenk des Westens? Oder ein Versuch, die exzessive Rationalität, die der westlichen Zivilisation zugrunde liegt, ein wenig auszugleichen?

Wir können es nicht mit Bestimmtheit sagen, aber wir können über die Ursprünge der romantischen Liebe spekulieren und sie zurückführen auf den mittelalterlichen Kult der Troubadure und die Romantiker aus der Provence. Hier war die Liebe oder Amor zu einer hohen Kunst, ja fast einer Religion entwickelt worden, bei der Erfüllung und Genuss der Liebe zwischen Mann und Frau viel weniger wichtig war, als ihre zarte Verbindung und beiderseitige Hingabe. Diese Kultur hatte sich weit verbreitet, war aber nur von kurzer Dauer; es schien, als würde sie eine Antwort auf die Schwierigkeiten geben, die die persönliche erotische Liebe der vorherrschenden Religion jener Zeit machte.

Das Thema Liebe war für die christliche Kirche ein großes Problem. Wie konnte man sich mit der Vorstellung von Paaren anfreunden, die zum Zusammenhalt sexuelle Anziehung brauchten, wenn man gleichzeitig die Sexualität als Wurzel der Erbsünde ansah? Heirat war für die Massen in Ordnung, aber wie sollte das gewöhnliche Paar ihre Vereinigung vollziehen, wenn das ideale Paar eine jungfräuliche Geburt zustande brachte? Und dann gab es noch das Problem der Frauen. Da die Herrschenden schon die ersten beiden Fragen nicht richtig beantworten konnten, hatten sie damit ein ernstes Problem. Konsequenterweise wurde das sexuelle Verlangen der Frau als Zeichen der Teufelsbesessenheit angesehen. Der Mann, der seinen Instinkten folgte, hatte sich ihrem verhexenden Einfluss unterworfen. Wenn also ausschweifende Leidenschaft, Vergewaltigung und der Besuch von Prostituierten Sünde war, warum sollte man dann seine Ehefrau respektieren?

Die Antike befand sich hierbei auf sichererem Boden als das dogmatische Christentum. Deshalb hat sich die europäische Landbevölkerung verständlicherweise in Fragen der Sexualität und der Liebe noch für lange Zeiten an den Überbleibseln der antiken Geschichten orientiert.

Die Welt der antiken Mythen hatte ihre Wurzeln in der Natur, mit ihren nie endenden Kreisläufen von Befruchtung und Blüte, von Tod und neuem Leben. Pan, der Gott der Fruchtbarkeit, war auch der Gott der Liebenden. Für die Kirche war er ein großes Problem, und so wurde er als der gehörnte ziegenbärtige Satan neu erfunden, der jederzeit bereit ist, einen Sünder zu fangen. Das Wissen um seine nützlichen Eigenschaften wurde in den Untergrund verbannt, manchmal im wörtlichen Sinne. Bis heute noch kann man seine Abbildungen in bestimmten Höhlen Westeuropas finden. So wurde die Vorstellung der liebevollen, erotischen Vereinigung von Mann und Frau überschattet von einer verbotenen düsteren Natur.

Hinzu kam eine weitere Schwierigkeit: Der irrationale Moment der romantischen Liebe. Er bedeutete großes Risiko, persönliche Hingabe und Verletzlichkeit nicht nur in der Sexualität, sondern auch durch die unbewussten Kräfte die uns dabei überwältigen. Diese Kräfte gleichen eher der menschlichen Natur oder den Mächten der Götter, weniger denen eines himmlischen Vaters. So brachte die Landbevölkerung, die an den Kreisläufen der Natur orientiert war, diese Kräfte auch weiterhin in Verbindung mit gewissen Ritualen und Traditionen aus alten Zeiten. Häufig versammelte man sich zum Zeitpunkt der heidnischen Fruchtbarkeitsriten, dem Maifeiertag, mit seiner Maikönigin und dem Tanz um den Maibaum.

Der Historiker Sir James Frazer beschreibt, wie in einigen Lebensgemeinschaften die Zeit der Aussaat und des Pflanzens auch eine Zeit der ungezügelten Sinnlichkeit zwischen Mann und Frau war,[3] während man sich zu anderen Zeiten von seinem Partner fernhielt, um so die fruchtbare Energie zu halten.

Andere Bräuche entwickelten sich um das Erntedankfest, wenn das Ernten der Fruchtbarkeit nicht zu übersehen war. Solche Anlässe beschäftigten ausnahmslos die gesamte Gemeinschaft, weil es viel zu tun gab. Sie gaben den jungen Männern und Frauen die Gelegenheit sich gegen den harten Arbeitsalltag zu verbünden, indem sie feierten, tranken und tanzten. In den Ritualen um den Weingott Bacchus wurde gelegentlich auch Aphrodite angerufen.

Für die städtische Bevölkerung waren es die Poeten und Schriftsteller des neunzehnten Jahrhunderts, die den Brauch der romantischen Liebe wieder populär machten, aber es war erst spät im zwanzigsten Jahrhundert, als die Idee sich weiter verbreitete. Die amerikanische Musikindustrie und Hollywood sorgten dafür, dass der romantische Traum sich für die Massen etablierte. Wie viele Lieder und Geschichten beschäftigen sich mit dem Thema Liebe? Aber die Zeit der Massendesillusionierung sollte schon bald darauf folgen, denn wie lange konnte das wahre Leben den glamourösen Versionen auf der Leinwand standhalten? Wie sollte die Banalität des täglichen Lebens dem hohen Ideal der romantischen Liebe gerecht werden?

Der Westen hatte sich zutiefst in die Liebe verliebt, ein Traum, aus dem er früher oder später aufwachen musste.

3. Im Dunkeln tappen

Wenn die Liebe aus allen Wolken fällt

Subonfu Somé ist eine afrikanische Frau, deren Heirat durch die Stammesältesten in Burkino Faso arrangiert wurde, und die dann mit ihrem Ehemann in den Westen geschickt wurde, um dort Wissenswertes über die schnell verschwindende Welt der Eingeborenen zu unterrichten. Sie sagt, dass nichts unterschiedlicher sein könnte, als die Vorstellung von Beziehungen im Westen und ihrem heimischen Dorf. Zunächst einmal ist die Beziehung im Dorf keine Privatangelegenheit, alle sind mit einbezogen. Es liegt im Interesse eines jeden, dass die Beziehung gelingt. Aber das Entscheidende ist nach ihrer Meinung die Tatsache, dass wir im Westen allzu hohe Erwartungen an den Anfang der Beziehung stellen. Sie sagt, dass Beziehungen hierzulande am Gipfel anfangen – und dann kann es nur noch abwärts gehen, weil dies die einzige mögliche Richtung ist: „Da eine Beziehung wachsen und ständig in Bewegung sein muss, in welche Richtung soll sie sich bewegen, wenn sie sich bereits am Höhepunkt befindet? Sie wird sich abwärts bewegen."[1]

Wir stimmen dem zu, denn wir sehen Beziehungen als einen Entwicklungsprozess, und das Ende der Flitterwochen als den eigentlichen Anfangspunkt. Wenn diese Vorstellung wahr ist, dann ist die Enttäuschung der Königsweg, um aus einem Traum aufzuwachen: Es kann zu größerer Selbsterkenntnis führen, und unsere Fähigkeit zu Nähe vertiefen. Enttäuschung besitzt die Fähigkeit, unsere Intelligenz unglaublich zu schärfen. Der berühmte tibetische Lehrer Chogyam Trungpa Rinpoche hat einmal gesagt, dass nichts so klar sein kann wie Enttäuschung: „Enttäuschung ist ein gutes Zeichen für grundsätzliche

Intelligenz. Sie ist mit nichts zu vergleichen, sie ist so genau, offensichtlich und direkt. Auf dem Weg zur Wahrheit ist sie das beste Gefährt." [2]

Aber das passiert alles sehr viel später. Wenn man enttäuscht ist, dann ist dies ein sehr unangenehmer Zustand. Und vielleicht sehen sie sich auch nicht unbedingt auf dem Weg zur Wahrheit, sondern wollen einfach mit ihrer Beziehung klarkommen, und mit ihrem Leben weitermachen.

Wenn Verliebtsein wie das Erklimmen eines Berges ist, dann ist das Ende davon wie ein Absturz. Es macht Angst und es tut weh. Es ist wie ein großes Abenteuer, das nun droht außer Kontrolle zu geraten. Sich zu verlieben löst die größte Macht im Universum aus – Liebe – und die größte physische Kraft – Anziehung. Alles auf diesem Planeten wird von der Erdanziehung zusammengehalten, von einer anziehenden Kraft. Aber Anziehung hat einen Zwillingsbruder, und die Wissenschaft behauptet, dass diese entgegengesetzte Kraft, die Abstoßung, den Beginn der Schöpfung, den sogenannten *big bang* auslöste.

Auf dem Weg nach „Wenn doch nur"

In einer intimen Beziehung können wir sehr schnell von Anziehung zur Abstoßung wechseln. Das ängstigt uns, und wir ziehen uns zurück, wir denken oder schreien es heraus, wie unfair alles ist: „Du bist überhaupt nicht mehr liebevoll..." „Du bist nicht derjenige, für den ich dich gehalten habe..." Dann fangen wir an, Schlussfolgerungen zu ziehen: „So habe ich es mir mit uns nicht vorgestellt..." „Wenn wir so miteinander umgehen, dann können wir nicht füreinander bestimmt sein..." Das ist die Stimme der Enttäuschung, da gibt es keinen Zweifel.

Wenn wir uns endlich dem Nachlassen unserer gegenseitigen Anziehung stellen, dem Verlust der guten Gefühle, dann ist es eine persönliche Katastrophe, selbst wenn es allmählich, über einen längeren Zeitraum passiert. Manchmal versuchen wir zu vergessen, indem wir es verdrängen, aber es verschwindet nicht so einfach. Schließlich können wir es nicht mehr leugnen. Es ist unübersehbar: „Die Beziehung funktioniert nicht mehr." Im ersten Impuls möchte man zum Status Quo zurückkehren.

In seinem Buch *Männlich alleinerziehend sucht*... beschreibt Tony Parsons dies auf brillante Art und Weise. Nachdem der Held eine Affäre mit einem Mädchen aus seinem Büro hatte, schreit seine Frau Gina ihn an:

„Die Flitterwochen dauern nicht ewig, verstehst du."

„Ich weiß, ich weiß", sagte ich, aber tief in meinem Inneren dachte ich – warum eigentlich nicht?

„Wir sind seit Jahren zusammen. Wir haben ein gemeinsames Kind. Dieser Romeo und Julia Scheiß ist vorbei."

„Das verstehe ich ja alles", sagte ich, und zum größten Teil, tat ich das auch wirklich. Aber ein kleiner Teil in mir wollte sagen – na gut, dann bin ich weg hier. Gina hatte Recht damit, ich wollte uns so wie zu Beginn unserer Beziehung. Ich wollte uns so für ewig."[3]

Besonders Männer scheinen sich zurückzusehnen nach den wunderbar aufregenden Tagen, als alles begann. Aber Beziehungen, wie alles andere im Leben auch, bewegen sich niemals rückwärts. Sind sie erst einmal aus ihrem Dornröschenschlaf erwacht, dann können sie entweder stagnieren, sich weiterentwickeln oder zu Ende gehen. Wenn es so aussieht, als hätte man uns den Teppich unter den Füßen weggezogen, oder uns auf eine emotionale Achterbahn geworfen, dann reagieren wir panisch, und ein Teil von uns möchte sofort die Flucht ergreifen. Auf diese Weise möchten wir die Vergangenheit konservieren, anstatt uns ihrer schmerzvollen Zerstörung bewusst zu werden.

Das ist sehr wohl verständlich. Aber es gibt kein Zurück.

Das Geräusch des Staubsaugers im anderen Zimmer vermischte sich in seinen Ohren mit dem Summen der Schmeißfliege, die sich im Lampenschirm gefangen sah. ‚Genauso ist es', dachte er, ‚das Geräusch totaler Verzweiflung.'
Es war ein warmer Samstagmorgen und er wünschte, er wäre auf dem Tennisplatz. Aber er war zu Hause geblieben, weil sie den Wunsch geäußert hatte, etwas mehr Zeit an den Wochenenden miteinander zu verbringen.
Wie verbrachte sie diesen wunderbaren Morgen denn?, sie war schon wieder am Putzen!
Er hatte sich entschlossen, die Zeit zu nutzen und seinen Schreibtisch aufzuräumen und einige der Rechnungen zu bezahlen, die sich bereits stapelten. Aber er konnte nur ein oder zwei von ihnen entdecken, er wusste, dass es irgendwo noch mehr von ihnen geben musste. Vor einem Monat hatte er ein paar schöne aluminiumfarbene Ablagekörbe gekauft, sie waren perfekt für die Organisation seines häuslichen Schreibtisches: einen Korb für den Eingang und einen für den Ausgang.
Aber sie fand seine Idee blöd. „Warum bist du so scharf darauf, unser Haus wie ein Büro aussehen zu lassen?", sagte sie. „Hast du etwa nicht genug Büroleben bei der Arbeit?"
Er fand die Rechnungen noch in den Umschlägen auf dem kleinen Tisch. Er fragte sich, warum sie, die doch so intelligent und tüchtig bei ihrer Arbeit war, die Briefe andauernd wieder in ihren Umschlag zurücksteckte? Das war nervig.
Als sie sich kennenlernten, hatte er es geliebt, dass sie sich nicht sonderlich um die Alltäglichkeiten des Lebens kümmerte. Sie war immer mehr daran interessiert gewesen,

herauszufinden was hinter den Dingen verborgen war, was das Leben eigentlich ausmachte. Es war so aufregend mit ihr zusammen zu sein, alles veränderte sich.
Aber jetzt fand er es unverständlich und sehr ärgerlich, wie sie den Papierkram vernachlässigte, aber auf der anderen Seite wie eine Besessene mit dem Hausputz beschäftigt war. Sie zog den Stecker des Staubsaugers aus der Dose, presste ihren Fuß auf den Kabeleinzug und beobachtete, wie die elektrische Schlange in ihre Höhle zurückschnellte. „Gott sei Dank", seufzte sie, „das wäre geschafft." Sie streckte sich und hörte ihn im anderen Zimmer herumbrasseln. Sie fragte sich, wie es nur möglich sein konnte, dass er den Dreck völlig ignorierte und alles ihr überließ.
Zuerst war sie hoch erfreut gewesen, als er sagte, dass sie überall auch mit wenig Geld leben könnten, solange sie nur zusammen waren. Alles was er in einem Zuhause brauchte, war sie – aber offensichtlich hatte er den Fernseher vergessen. Sie hatte sich tatsächlich so wichtig in seinem Leben gefühlt, dass sonst nichts eine Rolle spielte. Jetzt aber war ihr aufgefallen, dass er zu Hause ein totaler Chaot war. Außer dem, was er selbst für wichtig erachtete, gab es nichts, worum er sich kümmerte. Mit seinem verfluchten Papierkram war er wie besessen, aber seine alten Socken ließ er im ganzen Haus rumliegen.
Sie brauchte, um zu entspannen, ein sauberes Haus und hatte die Nase voll, Mama und Hausmädchen zugleich zu sein. Man lebte schließlich am Ende der Neunziger Jahre, da waren Frauen emanzipiert und Männer sensibel.
‚Was soll's', dachte sie, als sie den Staubsauger wieder unter die Treppe stellte, am besten man macht kein großes Aufheben darum. Schließlich haben wir noch das ganze Wochenende vor uns.

Als sie das andere Zimmer betrat, entschloss sie sich, ihn freundlich zu grüßen und das Beste aus allem zu machen.
„Was für ein schöner Tag!", sagte sie strahlend. „Was wollen wir heute unternehmen?"
„Na ja, der Morgen ist ja so gut wie vorbei", lamentierte er. Augenblicklich verspannte sie sich, und sie spürte, wie sich ihr Magen zu einem Knoten zusammenzog.
„Oh, Mann", stöhnte sie und machte auf dem Absatz kehrt.

Du bist überhaupt nicht mehr liebevoll

In vielen Beziehungen treten erste Unstimmigkeiten auf, nachdem sich alles ein wenig beruhigt hat. Die meisten Paare kommen nach dem Zusammenziehen auf dem Boden der Tatsachen an. Anstatt nur himmlisch zu sein, wird das Leben nun häuslich. In der Vergangenheit fand dies meist zu dem Zeitpunkt statt, wenn die Werbung vorüber war und die Hochzeit bevorstand. Ein altes Sprichwort besagt, dass die Liebe blind und die Heirat wieder sehend macht. Warum?

Vielleicht deshalb, weil wir in unseren häuslichen Rollen mehr wie Eltern agieren. Manchmal richtet der eine Partner seine Energie auf die Arbeit, während der andere sich dem Baby zuwendet. Sie sind immer noch verliebt, nur nicht mehr ineinander. Vielleicht beginnen wir auch damit, unsere besten Seiten zu zeigen, und da viel auf dem Spiel steht, strengen wir uns mächtig an. Wir genießen das Gefühl der Ganzheit, das durch den anderen hervorgerufen wird, und fühlen uns gut. Aber nach einer Weile passiert etwas... Fühlen wir uns etwa zu sicher und geben uns deshalb nicht mehr so viel Mühe? Oder rutschen wir in einen kindlichen Zustand, weil wir wieder in einer Familie sind? Nehmen wir es dem anderen übel, unsere Freiheit geraubt zu haben, und richten wir uns deshalb gegen ihn?

Egal welcher Grund vorliegt, es gibt eine erkennbare Phase, in der die Magie aufhört zu wirken. Die amerikanische Ärztin Dr. Ellen J. Clephane drückt es folgendermaßen aus: „Das Verlieben ist jener magische Anfang einer Beziehung, in dem unsere Herzen fast ständig offen sind. Für einen gewissen Zeitraum existieren wir in der Ekstase der Liebe, die wir sind, und die wir unserem Geliebten zuschreiben. Nach und nach kommen alte Gedankenmuster und Gefühle aus der Vergangenheit wieder an die Oberfläche, unsere Herzen beginnen sich zu schließen, wofür wir unseren Geliebten verantwortlich machen.“ [4]

Dies ist ein wichtiger Punkt. Wenn wir unserem Partner die Verzauberung zuschreiben, dann werden wir ihn auch automatisch beschuldigen, wenn er nicht mehr funktioniert. Kritik und Verärgerung über den Partner nehmen ihren Lauf. Nicht so sehr, weil ihr Partner jetzt kleine Eigenschaften offenbart, die sie vorher nicht erkannt haben – wie Fußnägel im Bett schneiden –, obwohl dies auch dazu beitragen kann. Nein, es hängt genau mit den Aspekten zusammen, die einen Teil der ursprünglichen Attraktion ausmachten.

Als Außenstehender kann man mit ziemlicher Genauigkeit erkennen, wie das Phänomen des Entliebens passiert. Aber wenn man davon betroffen ist, fühlt man sich verwirrt und einsam. Beide Partner glauben fest daran, ihr Bestes zur Unterstützung eines Umfelds getan zu haben, in dem Liebe wachsen kann. Beide sind gleichermaßen bestürzt darüber, von der am nächsten stehenden Person immer wieder missverstanden zu werden. In solchen Situationen brauchen sie ihre Freunde. Das ist ein guter Zeitpunkt, sich einmal ausgiebig über den Partner zu beklagen. Wenn sie eine Frau sind, dann ist es gut möglich, dass viele ihrer Freundinnen sie verstehen werden. Sie waren zu irgendeinem Zeitpunkt in ihrem Leben wahrscheinlich in einer ähnlichen Situation, deshalb ist es von unschätzbarem Wert, sich auszutauschen und den Gefühlen freien Lauf zu lassen. Ebenso werden sie als Mann leicht von ihren männlichen Freunden verstanden werden, auch wenn sie sich gegenseitig auf andere Art und Weise unterstützen.

Aber aufgepasst! Der gute Freund sollte schon mehr sein als ein guter Zuhörer. Wenn ihre Freunde ihre Darstellung bestärken, dann ist dies nicht immer ein Vorteil; nützlicher wäre es, wenn sie Verständnis zeigten, sie aber gleichzeitig ein wenig herausfordern. Aus dem einfachen Grund, weil gerade etwas Besonderes passiert: Sich zu verlieben ist, wie wenn man eine Fahrkarte für die Achterbahn der Seele kauft, sich zu entlieben ist aber ein integraler Teil der Fahrt, wenn sie diese ganz und gar auskosten wollen.

„Jetzt kritisierst du jede Kleinigkeit an mir"

Die Vorhersagbarkeit des Zusammenhangs zwischen Anziehung und Ablehnung ist einfach zu faszinierend, um sie zu übersehen. Stellen wir uns ihren Partner einmal als einen Menschen vor, der verschiedene Qualitäten hat, die sie noch mehr bewunderten als seine körperliche Anziehungskraft. Vielleicht war er im Umgang mit Menschen locker oder herausfordernd oder vielleicht abenteuerlustig. Vielleicht spürten sie eine Sensibilität und ein Einfühlungsvermögen, für das sie sich erwärmten, oder ein Gefühl das Sicherheit, das Zuverlässigkeit versprach. Vielleicht waren sie fasziniert, weil er einfach nur anders als die Menschen war, die sie für gewöhnlich trafen. Als sie dieser Person begegneten, fühlten sie sich gut, eben weil sie genau diese Qualitäten besaß, nach denen sie sich sehnten. Im Zusammensein fühlten sie sich ganz und erfüllt.

Nach einer Weile gewöhnten sie sich an den Partner und kehrten wieder zu der alten Persönlichkeit zurück, die sie schon immer waren. Wenn sie jetzt merken, dass sich ihr Partner nur in der einst favorisierten Art verhalten kann, fangen sie an, sich ein bisschen zu ärgern. Der Zuverlässige und Sicherheit Gebende erscheint ihnen jetzt langweilig und vorhersagbar. Der Mensch, der einst so locker mit anderen umgehen konnte, blamiert sie nun mit seiner Oberflächlichkeit, während der unternehmungslustige, herausfordernde Typ einfach nur laut und aufdringlich wirkt. Jetzt nervt sie diese Person, von der sie einmal fasziniert waren, sie ist einfach so ganz anders, sie können sich nicht mehr erklären, warum sie sich zu ihr/ihm hingezogen gefühlt haben. Was immer die Eigenschaften waren, die sie so sehr mochten, jetzt fühlt es sich nur noch wie eine Belastung an.

Und bevor auch nur eine Chance besteht, darüber nachzudenken, passiert etwas anderes: Sie reagieren genau wie ihre Eltern auf diese Eigenschaften, so wie diese es bei ihnen getan haben – auch wenn sie sich geschworen hatten, niemals so zu werden wie sie. Oder vielleicht hat ihr Partner sie schon nach den ersten Streitereien darauf aufmerksam gemacht. Sie werden das selbstverständlich verneinen, und die missverstehende Person auf ihr eigenes Verhalten hinweisen. Aber ein vager Verdacht bleibt hängen.

Um alles noch schlimmer zu machen, stellen sie nun bei ihrem Partner einige alarmierende Eigenschaften und Gewohnheiten fest, die sie doch sehr an Mama oder Papa erinnern. Als sie sich zuerst begegneten, waren sie davon überzeugt, dass der Partner den Eltern nicht im Geringsten ähnlich war; sehr wahrscheinlich haben sie nach dem genauen Gegenteil Ausschau gehalten. Jetzt zeigt es sich an was ganz Nebensächlichem, zum Beispiel der Einstellung zu Tieren oder zu Autoritäten. Aber es irritiert sie. Wenn sie sich zu jemandem hingezogen fühlten, der einem Elternteil sehr ähnlich war, dann erinnern sich sich vielleicht jetzt daran, warum sie ihr Elternhaus verlassen mussten.

Vielleicht kommt es ihnen irgendwie bekannt vor, wie sie Entscheidungen über gemeinsame Aktivitäten treffen oder was sie einkaufen. Wenn Kinder da sind, dann merken sie vielleicht, dass ihr Partner eines der Kinder bevorzugt oder eine Tendenz hat, sich Verbündete zu schaffen, was sie als Verhalten total ablehnen. Es ist *so* offensichtlich, und sie erwischen sich bei dem Gedanken, all das bereits schon mal erlebt zu haben.

Auf verschiedenen Ebenen entfremden sie sich nun voneinander. Vielleicht denken sie sogar darüber nach, ob es eine gute Idee war, überhaupt ein Paar zu werden., da dies nicht die Person ist, die sie ursprünglich wollten. Vielleicht fragen sie sich grundsätzlich, ob verbindliche Beziehungen überhaupt das Richtige für sie sind. Es gibt doch Leute, bei denen Beziehungen einfach nicht funktionieren, oder? Oder jedenfalls nicht mit diesem Menschen.

Tatsächlich haben sie sich entliebt und sind in der Polarität gelandet.

II Der Tanz in der Dunkelheit

5. Wenn du denkst, dass alles vorbei ist, fängt es vielleicht gerade erst an

NACH NÄHERER BETRACHTUNG IHRES FANGS aus den Tiefen des Meeres der Liebe, beginnt für die Partner eine neue Phase. Sie ist gekennzeichnet von Sorge, Zweifel und manchmal auch von Schock. Die Energie zwischen den Partnern verändert sich und beginnt, sich in entgegengesetzte Richtungen zu bewegen. Aus Anziehung wird Abstoßung, und das Paar fängt an, sich mehr oder weniger zu polarisieren. Wo sie einst eine Welt miteinander teilten, in der alles eins zu sein schien, ist nun alles getrennt. Angenehmes Verschmelzen macht unbehaglicher Vereinzelung Platz. Ist hier etwas falsch gelaufen, oder könnte es sein, dass ein tieferer Prozess stattfindet?

Lassen sie uns die Sache für einen Moment aus der Sicht der Entwicklungspsychologie betrachten. Aus dieser Sicht erinnert die Veränderung an die frühen Phasen psychologischen Wachstums des Kindes, als sich Identität und Bewusstsein nur durch die Trennung von der Mutter und dem Verlust der ursprünglichen Symbiose mit ihr entwickelten. Es ist ein notwendiger Schritt, der jedoch den Abschiedsschmerz vom Bekannten mit sich bringt.

In gleicher Weise läutet der Beginn dieser Phase in einer Beziehung einen Wachstumsprozess ein, auch wenn es von den Beteiligten wie das Ende der Beziehung empfunden wird. Beziehungen sind ein dynamischer lebendiger Organismus, der wachsen muss. Auf der energetischen Ebene vollzieht sich die erste Bewegung weg von einer angenehmen und scheinbar einverständlichen Stabilität, die wir „Phase der Erhaltung“ nennen, hin zu einer Phase, die von einer unerwarteter Dynamik geprägt ist, die wir „Polarisation“ nennen.

Wenn Menschen sich polarisieren, dann erleben sie sich als getrennt, unterschiedlich und häufig sogar feindlich gesonnen. Oftmals ist es dann schwierig, „wir“ zu sagen, es ist leichter „du“ zu sagen, manchmal verbunden mit einem Vorwurf. Diese häusliche Polarisation unterscheidet sich kaum von derjenigen, die wir überall auf der großen Bühne der Weltpolitik sehen können. Rassismus, unterschiedliche Ideologien und das Konzept der Schurkenstaaten halten Nationen in Polarisation, und diese Kräfte können, wie Pole einer Batterie, starke Energie entwickeln.

Es kann sehr schwierig sein, mit jemandem zusammen zu sein, den wir für falsch, eigensüchtig und fehlgeleitet halten. Gleichwohl hat die Energie, die durch die Polarisation freigesetzt wird, unserer Meinung nach eine andere Funktion. Ohne deutliche Unterscheidung zwischen dem männlichen und weiblichen Prinzip, kann kein drittes Wesen geboren werden. Polarisation ist der Vorbote eines Ereignisses, das auf das freiwillige Zusammenfließen der polarisierten Elemente hinausläuft – auf physischer wie auf psychologischer Ebene. Wir nennen es „Alchemie“. Wir glauben, dass das Auseinanderdriften von Paaren in dieser Phase dazu dient, genügend Spannung für das weitere Wachstum der Beziehung aufzubauen.

Wenn man aber gerade in der Polarisation drin ist, dann ist es sehr schwierig, sich eine positive Entwicklung vorzustellen. Wenn Paare nur von dem Verlangen getrieben sind, entweder den Status Quo wieder herzustellen oder sich zu trennen, dann ist jede Chance auf eine kreative Alchemie oder auf eine neue Harmonie Spekulation. Wenn die Partner nun polarisiert sind, dann ist es unmöglich vorherzusagen, in welche Richtung die Beziehung sich entwickeln wird.

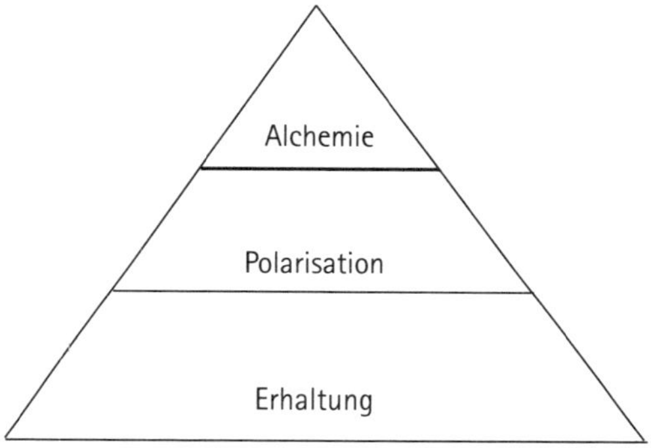

Worüber wir was sagen können ist, *wie* Paare in Polarität gehen: Bei dem Versuch als Mann und Frau zusammenzuleben, eine Einheit zu werden, wo vorher verschlossene Individuen waren, Partnerschaft zu leben, ohne dass der Einzelne auf was verzichtet oder den anderen dominiert, finden sie sich plötzlich auf entgegengesetzten Seiten wieder. Sie empfinden den anderen als das Problem, und haben keinen Zweifel daran, wem der Vorwurf gilt, direkt oder indirekt.

Unter den vielen Meinungsverschiedenheiten oder widersprüchlichen Wünschen, die ein Paar haben kann, wirken mächtige Themen. Wir meinen, dass es drei Hauptbereiche gibt, in denen Paare notwendigerweise polarisieren. Wir werden sie hier nur benennen, und zu einem späteren Zeitpunkt detaillierter darauf eingehen.

Männlich und Weiblich

Der erste Bereich der Polarisation ist auch der offensichtlichste: das Geschlecht. Kulturelle, politische und soziale Unterschiede wirken sich auf Menschen aus, aber kein Unterschied ist so groß, so klassisch, so archetypisch wie der Geschlechterunterschied. Mann und Frau sind verschieden. Es ist genau dieser Unterschied, der die gegenseitige Anziehung ausmacht, der sie wie zwei Pole eines Magnets in einem ständigen Tanz zwischen Anziehung und Ablehnung hält.

Außer den offensichtlichen körperlichen Unterschieden, gibt es auch unterschiedliche Gewohnheiten. Die Art, wie beide denken, fühlen und handeln, bestätigt diese Polarität ständig neu. Diese Unterschiede können in der isolierten häuslichen Situation zu Giganten werden. Im Westen steht Paaren meistens nicht die Unterstützung einer größeren und erfahreneren Gemeinschaft zur Verfügung, die Verständnis im Umgang mit geschlechtsspezifischen Unterschieden hat, wie es bei eingeborenen Kulturen noch heute der Fall ist. Häufig bleiben die Unterschiede unbemerkt, oder gelten aufgrund politischer Ideen über die Gleichheit der Geschlechter als altmodische, chauvinistische Konzepte, über die man mit der richtige Einstellung hinweggehen sollte. Aber es ist nicht so eindeutig; selten realisieren wir, wie tief und vielschichtig diese Unterschiede wirklich sind.

Eine ganz wichtige Rolle bei der Geschlechterpolarisierung spielen die klassischen Unterschiede im Umgang mit Sex und Gefühlen. Die Frau z.B. erreicht man typischerweise über das Herz, sie möchte sich ihrem Partner emotional nah fühlen, bevor sie sich entspannen und für Sex öffnen kann. Der Mann hingegen will erst mal Sex, bevor er sich verletzlich zeigen kann. Oft wird die Emotionalität der Frau als Vorbote für Schwierigkeiten interpretiert. Und so werden Gefühle und Sexualität, die tief in sich Nähe und Verschmelzung bergen, zum Schlachtfeld von Missverständnissen und Abwehrhaltung.

Typischerweise sind Männer in Beziehungen eher reaktiv als pro-aktiv, solche Vereinfachungen wurden aufgrund von beobachteten Verhaltensmustern gemacht. Es kann für sie mitunter schwierig sein, der Frau einfach nur zuzuhören, wenn diese darüber spricht, was sie nicht mag, ohne dabei in eine Abwehrhaltung zu geraten, oder sofort auf die Lösung des Problems zu drängen. Aber selten wollen Frauen eine solche Reaktion.

Wir sind der Meinung, dass es wesentliche Unterschiede zwischen den Geschlechtern gibt, und dass die körperlichen Unterschiede die Art beeinflussen, wie wir denken und uns beziehen. Darauf werden wir später noch näher eingehen. Es ist nicht einfach genau zu sagen, ob diese Unterschiede nun historisch oder kulturell bedingt sind oder tatsächlich angeboren.

Auf der Ebene von sozialen und politischen Unterschieden, haben wir es mit Jahrhunderten von Ungleichheit zu tun. Unsere Religionen und sozialen Gefüge sind von einer Grundkultur abgeleitet, in der die Verfügungsgewalt des Mannes über die Frau ein grundsätzlicher Teil der gesellschaftlichen Struktur war. Ein Großteil dieser Ungleichheit ist erst mit Beginn des Feminismus wirklich ins Bewusstsein gerückt worden. Der daraus resultierende Ärger und die Feindseligkeit der Frauen hat gerade erst ein Ventil gefunden. Nun wehren sich die Männer verständlicherweise dagegen, persönlich dafür verantwortlich zu sein. Selbst wenn Individuen sich nicht bewusst mit diesen Themen auseinandersetzen, werden die entsprechenden Gefühle in Beziehungskonflikten an die Oberfläche kommen, speziell wenn es um Macht und Verletzlichkeit geht.

Die raschen gesellschaftlichen Veränderungen haben dazu geführt, dass sich die Geschlechterrollen schneller veränderten, als wir es in unserer Innenwelt nachvollziehen konnten. Es herrscht viel Verwirrung, und Verwirrung schafft Angst, und Angst schürt Polarisierung.

Macht und Verletzlichkeit

Der zweite Aspekt, der eine nie endende Polarisierung mit sich bringt, ist das Dilemma zwischen Macht und Verletzlichkeit. Selbst wenn die Beziehung voller Liebe ist, so ist es dennoch die Verteilung der Macht, die die Dynamik bestimmt. Es gibt offene und verdeckte Macht in einer Beziehung. Grundsätzliches, wie z. B., wem die Rolle des Entscheiders zufällt oder wer das letzte Wort hat oder auch problematischere: wer schwierige Themen benennt oder wer beschwichtigt werden muss, sind darin festgelegt. Außerdem geht es darum, wie einer bekommt, was er will, oder wie er damit umgeht, wenn es ihm versagt bleibt. Der Umgang mit Macht und Verletzlichkeit bestimmt einen Großteil der Kommunikation. Manchmal können zum Beispiel harmlose Gesten auf Feindseligkeit beruhen, so wie dies oft unter dem Deckmantel des Humors geschieht.

Das Spannungsfeld Macht und Verletzlichkeit erstreckt sich über alle Lebensbereiche, speziell aber in den Bereich der Sexualität und des Rollenverhaltens, wo es die Grenze zur Geschlechterpolarisierung übertritt. Hier gibt es einige sehr komplexe Feinheiten zu beachten. Männer hatten über viele Jahrhunderte die dominante Rolle im Bereich der Arbeit und der Politik inne, und Frauen haben unter dieser Vorherrschaft gelitten. Aber als Paartherapeuten sehen wir auch die andere Seite – wie unwahrscheinlich verletzlich sich viele Männer gegenüber dem anderen Geschlecht fühlen – in häuslichen Angelegenheiten oder in der Sexualität. Deshalb ist es sinnvoll, sich anzuschauen, wie die Verteilung der Macht das männliche und das weibliche System gleichermaßen beeinflusst.

Der Schriftsteller Sam Keen sagt es so: „Im traditionellen Spiel der Geschlechter waren die Vorteile wie folgt: Männer erhielten das Gefühl der Macht. Frauen erhielten die Macht des Gefühls. Männer hatten das Privileg des öffentlichen Handelns. Frauen hatten das Privileg, ein privates Wesen zu sein. Männer bekamen Verantwortung, und die Schuld, die mit dem Handeln einhergeht. Frauen hatten die Unschuld und die Scham, die mit der Passivität einhergeht. Männer hatten die Illusion der Kontrolle. Frauen hatten die Illusion der Sicherheit.“ [1]

Aber die Balance der Macht hat nicht nur mit dem Geschlecht zu tun. Wenn dem so wäre, dann hätte die Revolution der Geschlechter das Problem schon gelöst, aber dem ist nicht so. Intimität hat eine andere Struktur, auch wenn sie von der Politik der Geschlechter beeinflusst ist. Die Hauptschwierigkeit liegt darin, dass wir uns freiwillig verletzlich machen, wenn wir mit einem anderen Menschen eine intime Beziehung eingehen. Nun haben aber Mann und Frau beim Heranwachsen gelernt, sich zu schützen, und vermeiden, wenn irgend möglich, ihrer Verletzlichkeit wieder zu begegnen. Wir funktionieren auf Autopilot im Überlebensmodus.

Dieses Thema wird meisten von unserem inneren Kind in die Hand genommen. Nichts anderes wird uns stärker fordern und uns unsere Verletzlichkeit so fühlen lassen. Deshalb bieten Polarisierungen auf der Ebene von Macht und Verletzlichkeit unendliche Übungsmöglichkeiten: Wir können uns bewusst darüber werden, wie wir in der Vergangenheit versucht haben mit diesen Kräften umzugehen, und darüber, wie sehr unser Leben von einem ängstlichen Kind dominiert wird. Dies schafft die Basis, uns selbst und unsere Beziehung zur Welt völlig neu zu definieren.

Es kann sehr beängstigend sein, wenn wir das Ausmaß des Machtgefälles in Beziehungen erkennen. Es gibt viele Situationen, in denen es eine Überlegenheits-/Unterlegenheitsdynamik gibt, und viele subtile Wege, die Hackordnung zu verändern. Manchmal hat derjenige, der die Opferrolle übernommen hat, viel mehr Macht, als derjenige, der offensichtlich die Kontrolle hat. Meistens jedoch benutzen Menschen die Macht, um die Kontrolle zu behalten. Kontrollthemen in einer Beziehung lassen sich von dem Konflikt ableiten, wer die Elternrolle übernimmt (offensichtlich der Starke und Einflussreiche) und wer die Rolle des Kindes spielt (offensichtlich der Schwache und Bedürftige). Natürlich wissen die Partner nicht, dass sie dieses Spiel spielen. Dies bringt uns zum dritten Bereich der Polarisierung.

Die innere Familie

Bevor wir unseren Partner kennenlernten, gab es eine andere Beziehung, die äußerst wichtig für uns war, auch wenn wir uns über den tiefen Eindruck, den sie bei uns hinterlassen hat, häufig nicht bewusst sind. Es ist die Beziehung unserer Eltern.

Ein jeder von uns wurde in seinem Charakter durch die Beteiligung an ihrem gemeinsamen Tanz geprägt. Es war diese Beziehung, und die uns darin zugewiesenen Rollen, die Art, wie wir uns eingefügt haben und mit den Spannungen zwischen unseren Eltern umgingen, die unser aller Persönlichkeit zum großen Teil geprägt haben – unsere eindeutige, aber unvollkommene Erkennungsmelodie.

Denn es gibt noch einen Tanz, der in unseren sexuellen Beziehungen Polarisation heraufbeschört. Es ist das Dilemma zwischen unseren bewussten und unbewussten Identitäten, zwischen der Person, die wir denken zu sein und derjenigen zu der wir geworden sind. Alle Muster und Vorlieben aus der Vergangenheit, die uns in vielen Maskierungen verfolgen, spielen hierbei eine Rolle. In der Therapieszene spricht man von einem „unerledigten Geschäft". Wie einen unsichtbaren Rucksack schleppen wir ihn in all unsere neuen Beziehungen mit, bis wir eine Möglichkeit finden, ihn gründlich anzuschauen.

Viele Verhaltensmuster, die uns gespiegelt werden, beziehen sich darauf, wie es uns als verletzliches Kind ging und wie unsere Eltern damit umgegangen sind, oder mit anderen Formen unserer Kindlichkeit, die in der Familie nicht erwünscht waren. Und so suchen wir in unserer jetzigen Beziehung noch mal nach der Unterstützung, die uns beim ersten Mal versagt blieb. Aber um herauszufinden, welche Art von Unterstützung wir eigentlich brauchen, muss uns der Partner zunächst enttäuschen.

Da wir moderne Menschen sind, die die Privilegien des Erwachsenseins immer früher für sich beanspruchen, könnten wir uns einbilden, dass wir über derartige Nichtigkeiten längst hinaus sind – das ist Wunschdenken. Die frühkindliche Prägung sitzt sehr tief. Vielleicht halten wir es für ein überholtes Klischee, dass wir zwangsläufig unsere Mütter oder Väter heiraten, wenn man aber darüber nachdenkt, dann hat dieser Gedanke mehr Gewicht, als wir zugeben wollen.

Als Kinder haben wir unsere ersten Lektionen in Sachen Liebe von unseren Eltern gelernt. Wir hatten keine Wahl, denn wir sind durch ihre sexuelle Beziehung geboren und wurden in der emotionalen Atmosphäre des Elternhauses erzogen. Dies war unsere Schule, und wir haben die Lektionen gründlich gelernt. Wenn wir als Erwachsene unsere eigene Familie gründen wollen, tendieren wir automatisch dazu, uns wie unsere Eltern zu verhalten, selbst wenn wir viel Zeit investierten, nicht so zu werden wie sie. Ohne es zu wissen, suchen wir in unseren Partnern viele der Eigenschaften, deren Aussöhnung wir schon mit unseren ursprünglich geliebten Personen versucht haben.

Wir tappen in diese Fallen, als ob ein Teil von uns ziemlich genau wüsste, was wir von unserem Partner brauchen. Das Paradoxe daran ist, dass wir in unsere selbst gestellten Fallen treten *müssen*, sonst würden wir die Chance verpassen, unser unerledigtes Zeug aufzulösen. Anders ausgedrückt, wir würden unser erlerntes Denken und unsere Verhaltensweisen aus der Kindheit weiter einsetzen, diese haben aber für eine intime erwachsene Beziehung eindeutig zu viele Mängel.

Dumm ist nur, dass wir es nicht gleich erkennen und dass wir panisch reagieren und in Opposition gehen, wenn wir uns in alten Situationen wiederfinden, von denen wir glaubten, sie längst überwunden zu haben.

Er blickt kurz auf und bemerkt, dass sie gestresst aussieht. Also fragt er sie, ob sie etwas auf dem Herzen hat. Zuerst antwortet sie mit Nein, aber nachdem er es ein drittes Mal versucht, sagt sie, dass sie reden möchte.
Also redet sie, und er versucht zuzuhören.
Aber er kann es nicht. Er fühlt sich beschuldigt, denn er ist es, worüber sie reden will. Die Art und Weise, wie er desinteressiert ist an ihr, oder der Beziehung, und wie alles in seinem Leben von größerer Bedeutung zu sein scheint als sie, und dass sie genug davon hat.
Er fühlt sich angegriffen und will sich verteidigen.
„Weißt du, wenn wir nicht zusammen sind, dann sehne ich mich nach dir."
„Und wenn wir zusammen sind, dann ignorierst du mich", setzt sie ihm entgegen.
Er sucht nach Argumenten, um mit etwas anderem für seine Verteidigung aufwarten zu können. Aber sie lässt nichts gelten. Er wird ärgerlich. Das hilft natürlich überhaupt nicht weiter. Das Wochenende vergeht in grimmiger Stimmung.
Am Ende, als sie beide schon erschöpft sind, sagt er: „Ich liebe dich."
Sie schaut ihn an und weint.
Er streckt seine Arme nach ihr aus und lehnt sich zu ihr.
Sie zieht sich ärgerlich zurück und sagt: „Zu spät."

Als er ihr versichert, dass er sich zu ihr bekennt, zieht sie sich zurück. Jetzt hat er den Ernst der Lage erkannt, aber seine Heftigkeit ist zu viel für sie. Er sagt: „Nicht schon wieder, ich spiele diese Rückzugsnummer einfach nicht mehr mit."
Aber er hat sich bereits zurückgezogen, und er weiß es, und für den Augenblick ist es zu spät.
Sie fühlen sich beide allein in ihrem selbst geschaffenen Gefängnis.

Zusammen oder getrennt?

Viele Paare, die zum ersten Mal zu uns kommen, sind davon überzeugt, dass ihre Beziehung mehr oder minder gescheitert ist, und sie fühlen sich ausnahmslos schlecht damit. Häufig kommt es vor, dass einer der Partner die Vorstellung hat, die Beziehung könnte funktionieren, wenn nur der andere anders wäre. Und wenn sie versucht haben, den anderen zu überzeugen sich zu ändern, ist es natürlich fehlgeschlagen. So ist für die meisten Paare das Gefühl der Hilflosigkeit der Anlass, eine Beratung in Anspruch zu nehmen. Die Symptome sind die gleichen Variationen eines Themas. Es kann sein, dass der Konflikt unerträglich ist, oder ein Partner eine Affäre hatte, oder damit droht, den anderen zu verlassen. Bisweilen hat sich eine tödliche Dumpfheit breitgemacht, die beide gleichermaßen erstickt. Versagen und Enttäuschung sind die häufigsten Schlussfolgerungen, Verzweiflung und Resignation die Folge.

Aber haben sie versagt? Natürlich haben sie es nicht geschafft, ihre Beziehung so zu führen, wie sie dachten, dass sie sein sollte. Wir nennen es so: Ihre „Erhaltungsebene" ist zusammengebrochen; das ist dann der Grund, Hilfe zu suchen. Meistens möchten sie so etwas wie Restaurations- und Reparaturarbeiten von uns gemacht bekommen.

Als Therapeuten hören wir regelmäßig, wie meist ein Partner die Beziehung wieder so haben möchte, wie sie am Anfang war, und dass es unerklärlich ist, wie man an diesen Punkt gelangen konnte. Viele wollen aus Angst und Enttäuschung zurück zu dem, was einmal war, oder sie machen einen Schnitt raus und sind auf und davon.

Aktuelle Statistiken sagen, dass die meisten Paare, die ihre Scheidung einreichen oder in der Paarberatung nach Lösungsmöglichkeiten suchen, bis dahin etwa drei bis sieben Jahre zusammen sind. Dies ist ein ziemlich früher Zeitpunkt in einer langfristig angelegten Beziehung. Wir glauben, dass dies genau der Zeitpunkt ist, zu dem sich einiges an psychologischem Ungemach angesammelt hat, und dass die Beziehung nun bereit ist, eine neue kreative Ebene zu erreichen. Da die Paare zu diesem Zeitpunkt nicht damit rechnen, dass alles zusammenbricht, geschweige denn, das als Möglichkeit in Betracht ziehen, herrscht entsprechend große Verwirrung.

Allerdings gibt es einige sehr triftige Gründe, weshalb gerade zu diesem Zeitpunkt Probleme auftauchen. Die meisten Paare haben wahrscheinlich innerhalb der ersten sieben Jahren eine Familie gegründet, und die grundlegende Veränderung, die daraus entsteht, kann nicht deutlich genug hervorgehoben werden; selbst alles Wissen der Welt hat sie nur unzureichend darauf vorbereitet. So sehr ein Kind auch von den Eltern gewünscht ist, seine Geburt wird ihr Leben völlig verändern. Ein neugeborenes Kind ist allein durch die Präsenz seines Wesens etwas Großartiges und Mysteriöses. Aber die totale Abhängigkeit und gleichzeitige Macht des menschlichen Säuglings bringt eine ungeheure Belastung für die Energie und Zeit der Eltern mit sich, speziell wenn sie sich in der isolierten Situation der Kernfamilie befinden. Wenn beide Elternteile erschöpft und mit ihren Kindern beschäftigt sind, dann ist es für sie äußerst schwierig zu erkennen, dass ihre Beziehung ebenfalls Fürsorge und Aufmerksamkeit benötigt. Wenn der Druck zunimmt, dann wird ihre Beziehung hinten angestellt. Und wie sollen sie auch Zeit für sich beanspruchen? Jetzt, da sie sich als echte Mutter und echten Vater mit einem echten Kind erleben, finden sie sich zu allem Überfluss auch noch weniger attraktiv als zuvor. Elternschaft kann sexuelle Leidenschaft völlig abtöten. Und so werden aus dem Familienleben und der Beziehung schnell zwei unverträgliche Projekte.

Wie wir in der Therapie sehen, entwickeln sich, nach einigen Jahren des Zusammenseins, selbst bei Paaren ohne Familie Probleme. Wenn sie schon vor dem Zeitraum von drei bis sieben Jahren Schwierigkeiten bekommen, haben sie meist schon Erfahrung mit Beziehungen gesammelt und sind bei ihrem zweiten oder dritten Versuch, eine langfristige Bindung einzugehen. Wir können uns vorstellen, dass bei diesen Paaren die psychologischen Herausforderungen früher und heftiger auftreten. Es ist beinahe so, als hätten sie ihre Muster schneller abgespult und bewegten sich schneller von der Anziehung zur Abstoßung.

Da wir davon ausgehen, dass Paare es wirklich ernst meinen miteinander, und jeder von ihnen versucht, etwas Wesentliches zu entdecken, sind wir der Meinung, dass es eine Schande wäre, wenn sie nicht die Möglichkeit bekämen, dies zu komplettieren – speziell jene, die bereits mehrmals auf die gleichen Probleme mit verschiedenen Partnern gestoßen sind.

Am anderen Ende der Bandbreite können Paare, nachdem sie Kinder großgezogen haben, Probleme bekommen, wenn diese das Haus verlassen. Nun, da sie sich wieder selbst überlassen sind, geraten sie in Verlegenheit. Während der Jahre der Kindeserziehung haben sie sich als Mann und Frau aus den Augen verloren, und sind zu Mama und Papa geworden.

Da sie jetzt nicht länger in der Lage sind, sich über die Kinder zu beziehen, werden sie zu vertrauten Fremden, die denselben Raum, aber nicht dieselbe Welt bewohnen. Die ausziehenden Kinder hinterlassen eine Kluft, in der die Eltern von einem seltsamen Gefühl gegenseitiger Entfremdung verfolgt werden. Manchmal sehen sie darüber hinweg, und in anderen Fällen trennen sie sich, um ihre innere Leere nicht fühlen zu müssen.

Für uns sieht es so aus, dass intime Beziehungen uns die Chance geben, bestimmte Lektionen zu lernen, von denen das Leben möchte, dass wir sie lernen. Wie immer diese Lektionen aussehen, sie helfen Individuen sich selbst zu erkennen. Es kann hilfreich sein, wenn ihre Partner oder ihr Therapeut ihnen gewisse Persönlichkeitsaspekte spiegeln, mit denen sie noch nicht vertraut sind. Aber das ist es nicht. Es ist relativ einfach, bei anderen zu erkennen, was diese noch nicht sehen, aber viel schwieriger, die eigenen blinden Flecken zu verstehen. Noch dazu ist es nicht einfach, unter Stress zu lernen.

Wie könnte ein Paar davon überzeugt werden, dass es vor einem großen Abenteuer steht, wenn sie sich in einer tiefen Krise befinden? In solchen Momenten ist es für sie schwer zu erkennen, dass ihre Beziehung sie sanft in ihre eigenen Tiefen stößt, noch weiter in die gefährlichen Wasser der Intimität, um dadurch transformiert zu werden. Nicht alle Paare haben den Mut, sich auf eine solche Reise zu begeben. Aber grundsätzlich signalisiert eine Beziehungskrise den Beginn einer neuen Phase. Auch wenn die Partner versucht sind, ihren enttäuschenden Fang wieder ins Wasser zu werfen, gibt es doch genug Gründe, dies nicht zu machen.

Es gibt auch triftige Gründe, eine Beziehung zu beenden, besonders wenn sie wiederholt durch Gewalt und Missbrauch gekennzeichnet ist. Wir sagen nicht, dass jeder zusammenbleiben sollte, komme, was da wolle. Jede Beziehung ist einzigartig, und was sich in einer als richtig erweist, muss in einer anderen nicht unbedingt funktionieren. Manchmal müssen Menschen Konsequenzen ziehen, wenn sie feststellen, dass sie einen Fehler gemacht haben, ob sie nun daraus lernen oder nicht. Bisweilen mag auch der Preis zu hoch sein den beide Partner zahlen müssten, um die Beziehung auf eine andere Ebene zu bringen. Manchmal können Menschen ihre früheren Entscheidungen nicht länger aufrechterhalten, wenn sie anfangen sich wirklich zu verändern. Es ist auch verlockend, sich zu trennen, wenn ein Partner sich schneller verändert als der andere, aber gerade diese Situation ist äußerst prekär, besonders wenn man handelt, ohne sich ernsthaft mit der Situation auseinanderzusetzen.

Was wir also sagen, ist Folgendes: Es gibt viele gute Gründe noch einmal darüber nachzudenken, bevor man sich trennt. Deswegen tun Paare gut daran, wenn das Thema Scheidung ansteht, vorher professionelle Hilfe in Anspruch zu nehmen. Das ist sehr viel billiger als letztlich die Scheidung. Unsere Gründe für die Arbeit mit Paaren sind nicht moralisch, sondern psychologisch, oder psycho-ökologisch. Es ist sehr viel besser, in ihre Beziehung zu investieren als in ihren Anwalt. Und die Arbeit, die sie reinstecken, bekommen sie ziemlich sicher zurück, und das kreiert wieder Nahrung für die Beziehung!

Nicht vor den Kindern

Wenn es Kinder in der Beziehung gibt, dann wollen sie natürlich, dass ihre Eltern zusammenbleiben. Diejenigen von uns, die Familien getrennt haben, machten zahlreiche Fehler. Viele passieren ohne böse Absichten, unter dem Druck der Umstände, es war eh unmöglich, das Richtige zu tun. Egal wie man eine Trennung vollzieht, das Leben aller wird betroffen sein.

Häufig geht man davon aus, dass es nicht gut für Kinder ist, wenn sie Zeuge der Auseinandersetzungen zwischen den Eltern werden. Wir glauben mehr und mehr, dass dies eine Fehleinschätzung ist. Schlecht für sie ist, dass sie daraus folgern, dass ihre Eltern Konflikte nicht meistern können. Kinder als Schlichter oder als Schutzschilder zu benutzen ist mit Sicherheit schädlich. Wenn die Eltern aber vorleben können, wie sie Beziehungsschwierigkeiten angehen und meistern, dann ist dies ein Vorteil. Es wird sich in den Köpfen der Kinder verankern, und ihnen später als Werkzeug dienen, Probleme im eigenen Leben zu lösen. Stellen sie sich nur einmal vor, in ihrer eigenen Familie hätten die Eltern durch ihr Beispiel gezeigt, dass Konflikte in einer Beziehung ganz normal sind, und dass die Beteiligten wohlbehalten daraus hervorgehen, ohne sie zu verleugnen oder zu unterdrücken. Sie hätten sehr wahrscheinlich bemerkt, dass dieser Prozess die Eltern wachsen ließ, und ihre Beziehung dadurch stärker und tiefer wurde. Hätte dies nicht ihr Leben verändert?

Allein der Kinder wegen zusammenzubleiben ist nicht unbedingt eine kreative Lösung. Etwas ganz anderes ist es, wenn man zum Wohle aller an der Beziehung arbeitet. Wenn man zeigt, dass Beziehungsfähigkeit wichtig, aber nicht selbstverständlich ist, ist dies eine schwere, aber nützliche Lektion. Eltern, die ihre Konflikte nicht lösen können, bringen ihren Kindern am Ende bei, dass Beziehungen nicht andauern, dass alles einfach zu schwierig ist. Dies kann die Tendenz zur Schnelllebigkeit noch verschlimmern, die unsere Konsumgesellschaft anscheinend zur Norm erklären will. In einer besseren Zukunft würde man mehr Wert legen auf den Umgang mit Konflikten, statt zum alten Modell zurückzukehren und die Dinge unter den Teppich zu kehren. Problemen ins Auge zu sehen ist hilfreich, Unterdrückung und Schuldgefühle sind es niemals.

Wo immer Eltern sich nach Trennungen zu neuen Familien zusammenfinden, werden die Kinder derart komplizierten Situationen ausgesetzt, in denen die Spannungen oft unlösbar sind. Wir haben unsere Meinung über Patchworkfamilien ja bereits erläutert, und halten sie für eine der schwierigsten Kombinationen, die man sich vorstellen kann. Diejenigen, die noch nicht Teil einer solchen Familie waren, können das vielleicht schwer nachvollziehen. In diesen neuen Konstellationen werden Kinder dazu verleitet, ihre Bedürfnisse durch noch mehr Manipulation zu befriedigen, als sie es im normal schwierigen Familienleben vielleicht tun würden.

Hier noch ein Zitat von Tony Parsons: „Das Schlimmste an Trennung ist die Tatsache, dass die Kinder dabei ihr Herz verstecken. Es lehrt sie, sich in verschiedenen Welten zurechtzufinden. Es macht kleine Diplomaten aus ihnen.“[2]

Wenn also Trennung nicht die erste oder einzige Möglichkeit ist, was soll ein Paar dann tun?

6. Die Jagd

> Auf unserer Suche nach Liebe merken wir, dass wir genau das loslassen müssen, woran wir am meisten hängen – unserem Bild über die Liebe.
>
> James Hillman

WENN EIN PAAR DURCH DIE MACHT der Abstoßung jeweils ans andere Ende des Raumes geschleudert wird und sich dennoch nicht trennt, dann muss es, so gut es geht, mit dieser Energie umgehen. Die instinktive Reaktion nach den Flitterwochen, ist der Rückzug, den wir „Sicherheitsabstand zur Nähe" nennen.

Zu Beginn einer Beziehung zeigen wir unsere verletzlichen Seiten, was wir uns normalerweise nicht erlauben. Die Sicherheit, die wir durch das Verliebtsein spüren, hat eine starke Wirkung auf das Kind in uns: „Jetzt werden meine Bedürfnisse erfüllt, jetzt werde ich endlich so geliebt, wie ich bin", hofft dieses Kind insgeheim, und wir entspannen. In dieser Entspannung erlauben wir anderen Teilen unserer Persönlichkeit sich zu zeigen. Dann lässt unsere Aufmerksamkeit gegenüber unserem Partner nach, wir sind nicht mehr so sehr an seinen Gedanken und Gefühlen interessiert und nach einiger Zeit gehen wir dazu über, den anderen für selbstverständlich zu nehmen. Beide nehmen dies wahr, beiden gefällt es nicht. Wenn es dann zur Polarisierung kommt, wird dieses neue Gefühl der Sicherheit gestört. Während wir uns vorher der Liebe wegen mutig öffneten, ziehen wir uns nun zurück. Wenn das Sicherheitsgefühl weg ist, dann zieht ein einsamer ungewollter Teil in uns daraus den Schluss, dass wir letztendlich doch nicht gut genug sind, nicht wirklich liebenswert. Manchmal geschieht dies ganz plötzlich. Die Angst vor Konflikten oder vor einer Nähe, die wir bis dahin noch nicht gekannt haben, zwingt uns, zu vertrauten Mustern zurückzukehren, mit denen wir uns in der Vergangenheit sicher fühlten. Mit vertraut meinen wir nicht, dass wir diese Muster bewusst wählen, sondern dass wir uns auf einen psychologisch vorgegebenen Mechanismus zurückziehen, der wahrscheinlich in unserer Ursprungsfamilie entstanden ist. Solche Muster verfolgen in ihrem Kern die Strategie, den Partner zu manipulieren, und sollen vermeiden, dass wir abhängig und verletzlich werden.

Diese Muster können so lauten:

- Es steht mir zu, zu bekommen was ich will, ohne danach fragen zu müssen.
- Ich gebe dir, was du willst; aber von mir bekommst du nichts.
- Ich werde nicht den Bedürftigen spielen, jetzt wo ich dich dazu gebracht habe, diese Rolle zu übernehmen.
- Ich werde mich dumm stellen, damit du dich nicht bedroht fühlst und mich machen lässt.
- Ich lass mich nicht wirklich auf dich ein, dann kannst du mich nicht verletzen.
- Es macht eh keinen Sinn, irgendetwas von dir zu erwarten, also tue ich es nicht.
- Du wirst schon sehen, wohin das führt!
- Ich mach was du verlangst, aber bitte verlass mich nicht.

Es gibt unendlich viele Variationen dieser Einstellung, die den

Sicherheitsabstand in einer intimen Beziehung herstellt. Es ist wichtig, zu erkennen, dass diese manipulativen Verhaltensmuster nicht aus böser Absicht, sondern aus Angst entstehen. Angst ist eine starke und nützliche Emotion, die Gefahr signalisiert und unseren Vorfahren half, unter den wilden Tieren zu überleben. Heute ist die wilde Kreatur, der wir in unserem Alltag begegnen, höchstwahrscheinlich unser Partner! Und natürlich gibt es in Beziehungen Ängste: zum einen, die Liebe zu verlieren, und paradoxerweise, die Liebe zu erleben. Im Endeffekt ruft die Nähe, die die Liebe schafft, Angst hervor. Nun ist aber in Angelegenheiten des Herzen Angst nicht sehr hilfreich.

Wir haben erkannt, dass Intimität Verletzlichkeit mit sich bringt. Die Aufforderung, verletzlich zu sein, bringt die Angst vor Abhängigkeit mit sich. Und es ist sehr schwierig, mit dieser Angst umzugehen, da wir uns einerseits alle als Kinder danach gesehnt haben, umsorgt zu werden und freiwillig abhängig zu sein, wir andererseits aber nicht immer all unsere Bedürfnisse erfüllt sahen. Daraus haben wir die unbewusste Entscheidung getroffen, in der Zukunft allzu große Abhängigkeit zu vermeiden. Wenn wir nun eine intime Beziehung eingehen, dann erwachen unsere ursprünglichen Hoffnungen und Sehnsüchte scheinbar nur, um abermals enttäuscht zu werden – das löst Alarmsignale aus.

Der Partner, der gelernt hat, seine Verletzlichkeit und sein Angst vor Abhängigkeit zu verleugnen, wird wahrscheinlich schockiert sein über die unheimliche Genauigkeit, mit der diese Gefühle beim anderen auftauchen. Das kann von Vorteil sein, denn sie können sich so eine sichere Rolle schaffen, wenn sie sich mit jemanden einlassen, der offensichtlich viel emotionaler und problembeladener ist als sie: Sie können sich der Welt als logisch denkende, kompetente, mitfühlende und unabhängige

Person präsentieren. Zur gleichen Zeit geben sie ihrem Partner die hingebungsvolle elterliche Fürsorge, nach der sie sich selber sehnen. In der Therapie nennt man dieses Verhalten Co-Abhängigkeit. Sie ist eine starke und suchterzeugende Form der Kompensation. Es ist beinahe so, als wenn ein Kind versucht einen Elternteil zu lieben, damit dieser lernt es ebenfalls zu lieben. Meistens klappt es nicht, aber co-abhängige Liebhaber können für den Rest ihres Lebens mit diesem „Sicherheitsabstand zur Intimität" gut leben. Früher oder später wird dieses Muster jedoch seinen Tribut fordern. Die „Fürsorger" werden nachtragend und irgendwann auch erschöpft sein, die nie enden wollenden Bedürfnisse des Partners zu beschwichtigen, zu kritisieren oder zu befriedigen.

Es wird sie letztlich mit einem Gefühl der Leere zurücklassen. Zudem haben sie Probleme mit ihren Gefühlen. Sie sind sich ihres eigenen unerfüllten Bedürfnisses nach Abhängigkeit, und der Sehnsucht ihres inneren Kindes, geliebt und umsorgt zu werden, nicht bewusst. Co-Abhängige werden ausnahmslos von der Motivation angetrieben, etwas für sich selbst zu erlangen, ohne dabei ihre eigene Bedürftigkeit wahrzunehmen.

Gedanken zu Bedürfnissen

Das Bedürfnis, geliebt zu werden und dazuzugehören, ist der menschlichen Psyche eigen. Die erste Gelegenheit bemuttert zu werden, gab es in unserer Kindheit. Sobald wir wissen, dass wir dazugehören und eindeutig geliebt werden, sind wir zufrieden und fühlen uns sicher. Doch früher oder später wird diese Sicherheit erstickend, und nun sind wir für die Erfüllung unseres nächsten psychologischen Bedürfnisses bereit, dem Streben nach Autonomie und Unabhängigkeit. Autonomie ist die Fähigkeit, mehr oder weniger auf uns gestellt zu agieren, unsere eigene Wahl zu treffen, etwas zu tun und zu wollen. Es geht um Freiheit und Selbstbestimmung. Menschen sind niemals vollkommen unabhängig – niemand ist eine Insel, wie es so schön heißt –, aber das Bedürfnis nach Autonomie sollte so gut wie möglich befriedigt werden. Es ist der Wegbereiter für unsere psychische Gesundheit als Erwachsene. So erlangen wir Selbstachtung und Selbstwert – die Voraussetzungen, um jemand anderen zu lieben.

Das Leben ist selten ideal, und wahrscheinlich haben viele von uns Kompromisse gemacht oder manchmal sogar Opfer gebracht, um unsere Bedürfnisse nach Zugehörigkeit und Unabhängigkeit zu erfüllen. Wenn wir zum Beispiel als Kinder übermäßig kontrolliert oder von einem oder beiden Eltern bevorzugt wurden, dann wachsen wir heran und lernen, ein guter Junge oder ein gutes Mädchen zu sein. In diesem Fall erreicht man das Zugehörigkeitsgefühl auf Kosten der Autonomie – ein Kompromiss, der ein gewisses Maß an Selbstbetrug voraussetzt.

In einem anderen Szenario, wo Kinder entweder physisch oder emotional vernachlässigt werden, unreife Eltern haben, oder ihr Heim zu früh verlieren, werden sie ein unabhängiges und selbstbewusstes Verhalten entwickeln. Diese Kinder haben ihre Autonomie auf Kosten ihres Bedürfnisses nach Zugehörigkeit erlangt. Es ist ein ähnlicher, nur entgegengesetzter Kompromiss und Selbstbetrug zu dem vorher beschriebenen.

Dies sind nur einige der Möglichkeiten, mit denen wir versuchen, die Schwierigkeit der Balance zwischen unserem angeborenen Bedürfnis nach Zugehörigkeit und unserem Bedürfnis nach Freiheit zu meistern. Intime Beziehungen machen uns auf sehr drastische Weise bewusst, wie wir dieses Dilemma in der Vergangenheit gelöst haben.

In Beziehungen haben wir die Chance, unseren gewohnten Mechanismen zu erkennen, und können so unsere Einstellungen zu unseren Bedürfnissen neu überdenken. Solange das innere Kind den Sicherheitsabstand bestimmt und die Verfügbarkeit des Erwachsenen für intime Beziehungen kontrolliert, kann dies nur unbefriedigend sein. Aber manchmal müssen sich die Dinge noch zum Schlimmeren wenden, bevor sie besser werden können.

Die Art und Weise, wie sie die Nummer von seinem Büro wählte, zeigte ihr deutlich, wie ängstlich sie war. Sie drückte die Tasten ganz fest. Seine Antwort auf ihr betont fröhliches „Hallo Schatz", bestätigte nur ihre Vermutung. Sie konnte in seiner Stimme eine gewisse Distanz wahrnehmen, als ob ihr Anruf die schlimmste Unterbrechung in seinem so beschäftigten und wichtigem Leben war. Verdammt!
„Es tut mir leid, bist du beschäftigt? Störe ich dich?", versuchte sie die Unterhaltung zu beginnen.
„Nein, überhaupt nicht", sagte er, aber er war barsch und sie war sich sicher, dass er log. „Gibt's was Wichtiges?"
„Ich dachte gerade, ich ruf dich einfach mal an", sagte sie ganz ruhig, mit ihrer Ich-werde-schon-mit-allem-fertig-und-brauche-niemanden-Stimme.
„Schön", antwortete er und ein Moment der Stille folgte.
„Übrigens habe ich gerade eine wunderschöne Wohnung in der Nähe von Shepherds Hill gesehen", fuhr sie fort, bemüht nicht zu begeistert zu klingen. „Sie wäre genau richtig für uns, sie hat sogar einen Raum, den du als Arbeitszimmer benutzen könntest und vielleicht später...."
„Augenblick mal", unterbrach er, „um ehrlich zu sein, habe ich im Moment doch viel zu tun, und ich dachte, wir hatten vereinbart mindestens bis nach Weihnachten zu warten, bevor wir auch nur darüber nachdenken, etwas Neues anzuschauen."

In ihr starb etwas und sie fühlte sich wie gestrandet. Wie eine leere Flasche, die irgendwo an einer düsteren windigen Küste angespült wurde.

Und so legte sie den Hörer auf und griff nach einer Zigarette.

Noch mehr wilde Wesen: Das „Komm-her-geh-weg-Spiel"

Eine Möglichkeit, wie Paare versuchen ihre Angst und die individuelle Hierarchie ihrer Bedürfnisse in den Griff zu bekommen, ist ein sonderbares Spiel: Zu ihm gehört eine Person, die auf etwas drängt, was die andere Person nicht bereit ist zu geben. Es kann Liebe, Aufmerksamkeit, Verständnis, mehr Macht, mehr Sex oder irgendetwas anderes sein. Es spielt keine Rolle, *was* es ist – es kann etwas Sinnvolles oder etwas ziemlich Irrationales sein. Entscheidend ist die Unerreichbarkeit. Derjenige, der es nicht bekommt, fängt an, den anderen, der es nicht geben will, zu jagen. Überzeugt davon, ungerecht behandelt zu werden, wächst seine Frustration immer mehr. Dies verstärkt die Jagd des einen und den Rückzug des anderen.

Das Syndrom wurde erstmals Mitte der Sechziger Jahre durch Systemtherapeuten in Palo Alto, Kalifornien, bekannt. Damals glaubte man, dass Paare die Distanz untereinander regulieren, indem sie sich polarisieren – einer will mehr Raum oder die zeitweise Trennung, und der andere will mehr Nähe oder gemeinsame Aktivitäten. Aber je mehr der eine jagt, umso mehr läuft der andere davon.[1] Keine Lösung in Sicht.

Es gibt drei Elemente in diesem System: die Beziehung und die beiden Individuen. Mit Beginn der Polarisation bewegt sich die Beziehung in die erste größere Phase der Herausforderung: Jeder Partner muss sich darüber klar werden, ob er wirklich eine Beziehung will, und was er bereit ist dafür aufzugeben, um sie zu bekommen. Wie viel Nähe wollen sie? Wie sehr möchten sie als Team auftreten? Wie werden sie mit ihren widersprüchlichen Bedürfnissen nach Zugehörigkeit und Unabhängigkeit umgehen? Durch diese Fragen werden ihre Urängste tief in ihrem Inneren geschürt. Für einige – gewöhnlich sind es Männer – wird es die Angst davor sein, überwältigt und verschlungen zu werden oder ihre Individualität und Unabhängigkeit zu verlieren. Während die Frauen klassischerweise fürchten, dass sie verlassen, marginalisiert, ignoriert oder alleingelassen werden.

Das Dilemma ist: Wie schaffen es zwei Individuen, gleichzeitig in einer Beziehung ein getrenntes und gemeinsames Leben zu führen?

In ihrem Buch *Intimate Partners* beschreibt Maggie Scarf diese Schwierigkeit: „Wenn Paare viel Leid, Verwirrung und Unglück durchmachen, dann deutet dies für gewöhnlich auf einen grundlegenden Konflikt hin, in den sie bei dem Versuch geraten, gleichzeitig in einer intimen Beziehung zu sein und dabei ein ganzes, getrenntes menschliches Wesen zu bleiben. Die eigenen Wünsche und Ziele scheinen schwer mit den gemeinsamen Wünschen und Zielen zu vereinbaren zu sein. Es fühlt sich so an, als ob man entweder nur völlig unabhängig oder ganz nah mit dem Partner sein kann, aber beides gleichzeitig zu sein, scheint unmöglich.“ [2]

Anders ausgedrückt: Es gibt einen Wettstreit zwischen den Bedürfnissen der Beziehung und denen der beteiligten Individuen. Die Partner versuchen nun mit der „Distanz-Verfolgungs-Dynamik“ damit umzugehen. Der Distanzierte opfert sein Bedürfnis nach Zugehörigkeit und fürchtet verschlungen zu werden. Der Verfolger opfert sein Bedürfnis nach Unabhängigkeit und fürchtet verlassen zu werden. Der Verfolger jagt den Distanzierer, holt ihn aber nie ein. Die Unveränderlichkeit der Regel zeigt, dass beide Spieler sich in geheimer Absprache befinden, sie spielen ein gemeinsames, kein einsames Spiel.

Es ist wie bei dem Fischer, der abgeschreckt von dem Monster, das er gefangen hat, davonrennt und denkt, dass er gejagt wird. In Wirklichkeit hält er aber immer noch die Angel fest, und beide, Fänger und Gefangener sind im Spiel. Wir können diese Spiele spielen, bis wir sterben, und viele Paare tun dies.

In der Kindergeschichte des *Doktor Dolittle*, erfand Hugh Lofting ein merkwürdiges Biest, das „Stoßmich-Ziehdich" genannt wurde. Es sah wie ein Lama aus, hatte aber an jedem Ende einen Kopf. Machte es sich in eine Richtung auf den Weg, bewegte sich das andere Ende in die entgegengesetzte Richtung. Es ging sehr geschäftig zu, aber es kam nichts dabei raus. So sehen wir auch den Distanz-Verfolgungs-Tanz.

Das „Komm-her-geh-weg"-Syndrom zeigt, wie sich die Energie bei der Jagd auf eine Richtung zu konzentrieren scheint, schon bald aber in anderem Kontext in die entgegengesetzte Richtung gezogen wird. Paare, bei denen ein Partner ernsthaft emotionale Nähe sucht, werden z.B. die Rollen wechseln, wenn es um Sex geht. Traditionell wurden Frauen als diejenigen gesehen, die mehr an emotionaler Nähe interessiert waren.

In sexuellen Dingen waren es die Männer, die zur Jägerrolle tendierten, und die Frauen diejenigen, die sich distanzierten. Allerdings nur solange der Mann nicht versuchte, das Bedürfnis der Frau nach gemeinsamer Zeit zu kontrollieren, indem er ihr den Sex verweigerte. Es gab Zeiten, in denen die Frauen genau aufpassten, wie oft sie Sex erlaubten, denn es war eines der wenigen Gebiete, auf denen sie Macht ausüben konnten. Hier kann man ihre sexuelle Verweigerung als Gegenmaßnahme erkennen, die zu ihrem gemeinsamen Tanz um emotionale Nähe gehört.

Die Gestalt des „Komm-her-geh-weg" erinnert uns an eine weitere Regel des Tanzes: Jede Bewegung an einem Ende produziert eine Bewegung oder einen Wechsel am anderen Ende, und dann orientiert sich die ganze Kreatur wieder neu. Dies ist ein systemisches Gesetz und das „Komm-her-geh-weg" ist ein starkes System.

Stellen wir uns vor, es gibt einen Tanz um das Thema Sex. Wenn ein Partner ständig auf Sex drängt und verständlicherweise frustriert ist vom Nein des anderen, dann kann sich das Verhältnis dramatisch verändern, wenn der andere eine neue Position einnimmt. Wenn der Drängler immer öfter ein Ja erhält, dann wird das Aufregende an der Jagd wegfallen und der Jäger ist nicht mehr so heiß darauf. Genauso werden in einer Auseinandersetzung viele sich verändernde Bewegungen durch entsprechende Reaktionen korrigiert. Ein Partner wird den anderen auf Abstand halten, bis er das Gefühl hat, die Kontrolle verloren zu haben und zu weit gegangen zu sein. Dann wird er die Rolle des Verfolgers übernehmen, und fieberhaft versuchen, sich bei dem nunmehr unerreichbaren Partner zu entschuldigen. Auf subtilerer Ebene kann man diese Dynamik erkennen, wenn der eine sich vorsichtig dem anderen nähert, aber sich genau in dem Moment zurückzieht, in dem er eine Ablehnung erwartet.

Auch wenn dieser Tanz von außen betrachtet wie eine rastlose Angelegenheit wirkt, gibt es doch innerhalb des Systems eine Tendenz zum ewig Gleichen, um eine verlässliche, wenn auch ungemütliche Stabilität zu reproduzieren. Wenn ein Partner offensichtlich depressiv ist, wird der andere überaktiv sein. In den Bereichen, in denen einer übereifrig ist, wird der andere weniger funktionieren. Auf diese Weise wirkt das „Komm-her-geh-weg" ausgleichend. Diese perfekten Ausgleichsmechanismen haben meist etwas mit der ursprünglichen Anziehung der Partner zu tun. Jeder der beiden hat alle Qualitäten eines gut funktionierenden Individuums, aber wenn sie diese teilen, entsteht daraus ein fortwährender Kampf. Damit die Jagd zu einem Ende kommen kann, müssen beide Parteien gewillt sein, der Sache auf den Grund zu gehen.

Und hier wird es wirklich paradox und pervers: Paare haben eine unglaubliche Fähigkeit, Frustration und Leid zu erschaffen und zu tolerieren. Es kann sein, dass sie gar nicht wollen, dass sich die Beziehung ändert. Derjenige, der sich endlos über den anderen beschwert, tut dies vielleicht nur, um sich selbst nicht ändern zu müssen. Wer sein Leben ruiniert, indem er sich an einen unmöglichen Partner bindet, kann Vorteile davon haben. Jemand, der niemals bekommt, wonach er sich sehnt, muss das Muster aufrechterhalten, da er sonst nicht wüsste, was er tun soll, wenn er tatsächlich bekommt, was er will.

Der Schriftsteller Sheldon Kopp sagt, dass es Menschen gibt, die „lieber in der Sicherheit eines bekannten Leidens leben, als in der Unsicherheit unbekannten Leids."[3] Dies spricht dafür, dass Menschen manchmal ein abnormales psychologisches Interesse an Beziehungsschwierigkeiten haben. Sie haben nicht unbedingt Spaß daran, frustrierende Spiele mit ihren Partnern zu spielen, aber es befriedigt ihr Sicherheitsbedürfnis.

Um einen Teil dieses Tanzes zu verändern, muss man alles verändern. Man muss seine Sicherheit aufgeben und den Willen haben zum Kern der Sache vorzudringen. Den anderen mit seinen Verwicklungen zu ertragen ist weniger beängstigend, als sein eigenes Verhalten zu erkennen und zu verändern. Der Tanz bleibt so lange spannend, bis beide das Ergebnis ihrer gewohnten Schritte erkennen und bereit sind zu riskieren, es einmal anders zu machen. Um sich davon zu lösen müssen beide verstehen, warum sie so sehr an unreifen Lösungen festhalten.

Du kannst auf mich zählen

Hinter jedem Schritt des „Komm-her-geh-weg" Tanzes verbirgt sich das grundsätzliche Dilemma, abhängig oder unabhängig zu sein. Wie wir uns verhalten hängt zum größten Teil von den

Botschaften ab, die wir in unseren Ursprungsfamilien zu einer Zeit erhielten, in der wir keine andere Wahl hatten, als abhängige Kinder zu sein.

Verfolger, die auf eine Beziehung und das entsprechende Zugehörigkeitsbedürfnisses drängen, haben wahrscheinlich schon sehr früh gelernt, dass bedürftig zu sein den großartigen anderen davon abhält, ihn zu verlassen. Aber als Erwachsene wird man Menschen mit demselben Verhalten wohl eher meiden. Distanzierer wiederum hegen unter dem Banner der Freiheit die Idee, dass es zu nichts anderem führt, als verlassen zu werden, wenn man sich verletzlich und bedürftig zeigt. Sie erleben die Bedürftigkeit des Partners als einen Affront gegen ihre schwer erkämpfte Unabhängigkeit, auch wenn diese nur aus Kompromissen aufgebaut ist.

Idealerweise sollten beide Partner in einer intimen Beziehung den Wunsch haben, darüber hinauszuwachsen, um eine gesunde Interdependenz zu bilden. Aber hierfür braucht man große psychologische Reife. Eine Voraussetzung ist die Fähigkeit, sich auch allein wohlzufühlen. Maggie Scarf ist der Überzeugung, dass beide Partner ein Problem mit dem Alleinsein haben, wenn sie sich im Distanzierer-Verfolger-Kreis drehen. Wenn sie allein wären, dann müssten sie sich mit all den Dingen auseinandersetzen, die sie gerade dem Partner zuschreiben. Wenn man z.B. die Vorstellungen des Verfolgers über Intimität genauer untersucht, dann stellt sich heraus, dass es meistens darum geht, seine Wünsche anzuhören, zu verstehen und sie zu erfüllen. So werden dann seine persönlichen Ziele zu gemeinsamen gemacht, und der Partner wird dann bezichtigt, sie nicht ernst zu nehmen.

„Auch wenn sie sich Nähe mehr wünscht als alles andere auf der Welt, so will die Verfolgerin diese doch zu ihren eigenen Bedingungen, in ihrer eigenen Zeit, auf ihre eigene Weise. Sie möchte ihn bei sich haben, aber will nichts davon hören, was sie an sein Getrenntsein und seine Unabhängigkeit erinnert. Man kann sagen, dass beide ein ähnliches Problem haben, das wir alle bei Zeiten so schwierig finden: den Umgang mit menschlichem Alleinsein." [4]

Scarf sieht die klassische Version mit der Frau in der Verfolgerrolle. Es gibt aber Anzeichen dafür, dass sich dies bei den jüngeren Generationen verändert. Eine neuere Studie beschäftigt sich mit der Umkehrung dieses Musters.[7] Die verbesserten wirtschaftlichen Möglichkeiten für Frauen, verbunden mit der Tendenz sich mit der scheinbar größeren Unabhängigkeit des Vaters zu identifizieren, statt mit der häuslichen Mutter, haben eine ganze Welle von weiblichen Distanzierern hervorgebracht. Bequemerweise sind sie häufig mit eher bedürftigen, weniger ambitionierten oder duldsamen Männern zusammen. Unabhängig davon sind es aber immer noch die Frauen, die eher mit ihren Beziehungen unzufrieden sind, und die sich, im Gegensatz zu den Männern, schneller trennen wollen.

Egal wer die Rolle des Jägers oder des Gejagten übernimmt, es ist stets derselbe alte Tanz, nichts hat sich durch die Rollenverteilung wirklich geändert. Distanzierer haben ihre speziellen Gründe für ihre Reaktionen. Die Anforderungen in einer intimen Beziehung kollidieren mit dem Wunsch nach Unabhängigkeit und nach Ungestörtheit. Häufig fühlen sie sich durch die intime Nähe stark bedroht und es graut ihnen davor, ihre eigenen Bedürfnisse zu spüren. Ständig auf der Flucht davor, fühlen sie sich entnervt von der Bedürftigkeit ihrer Partner, da sie verzweifelt versuchen, ihrer eigenen Bedürftigkeit aus dem Weg zu gehen.

Man sollte sich von der Leichtigkeit, mit der solche Personen mit dem Alleinsein umgehen, nicht täuschen lassen. Das Alleinsein wird gefüllt vom Verfolgtwerden, denn es gibt einem

Sicherheit, wenn man von jemandem verfolgt wird, der einen niemals alleinlässt.

Die Fähigkeit allein zu sein ist die Voraussetzung für das wirkliche Zusammensein mit einem anderen Menschen, für gegenseitige Abhängigkeit. Beide Fähigkeiten sind Kennzeichen menschlicher Reife, aber wir alle müssen erst mal unsere Fehler machen. Eine Person, die in gegenseitiger Abhängigkeit leben kann, geht keinen Kompromiss ein, nur um dazuzugehören, sie hat einen gewissen Grad an Selbsterkenntnis und die Fähigkeit, die Einzigartigkeit des anderen zu schätzen.

Nehmen was man kriegt

In Beziehungsdynamiken haben wir zwei grundlegende Strategien erkannt, um mit der Co-Abhängigkeit umzugehen. Eine war, den Partner zur Abhängigkeit zu zwingen, um die eigene zu vermeiden. Alternativ dazu, kann ich Verantwortung und psychologisch erwachsen zu werden ablehnen, sodass ich „den Teil der bequemen Abhängigkeit bekomme, der mir in meiner Kindheit versagt blieb“. Solche Lösungen können stabile Grundlagen von Beziehungen sein, wir nennen sie „statische Bindungsmuster“.

Der Paartherapeut Tony Gough hat einige dieser statischen Lösungen entdeckt, die er „ungesunde Modelle der Ehe“ nennt, und hat ihnen interessante Namen gegeben.[6]

Zunächst die „Siamesische-Zwillings-Ehe“. Diese Beziehung basiert darauf, niemals Meinungsverschiedenheiten auszutragen oder zu differenzieren, sodass die gemeinsame unausgesprochene Co-Abhängigkeit beide Partner davor bewahrt, sich abhängig zu fühlen.

Die nächste ist die „Puppenheim-Ehe“, frei nach Ibsen. Eine eindringliche Beschreibung der typischen Viktorianischen Ehe.

In dieser Beziehung hat der Ehemann nach außen hin alle Macht und hält seine Frau wie eine Art Sklavin; er betrachtet sie als schwach und hilflos, während sie im Haus das Zepter in der Hand hält. Gough erläutert dies folgendermaßen: „Puppenheim-Ehen basieren auf eine Art Vertrauensbluff. Die Frau benutzt ihre Macht, damit der Mann auch weiterhin in dem Glauben leben kann, alles unter Kontrolle zu haben. Sie schützt ihren Ehemann vor der unliebsamen Wahrheit, dass auch er Zuwendung braucht."

Gough beschreibt, dass in solchen Konstellationen die einzige Chance für den Mann, Unterstützung zu bekommen, darin liegt, krank zu werden. Denn ein großer starker Mann kann sich immer noch der Illusion hingeben, dass nicht er, sondern seine Krankheit gepflegt wird.

Schließlich gibt es noch die „Peter Pan und Wendy-Ehe". Sie ist das Gegenteil des vorherigen Typs. In unserer Praxis sehen wir viele Beispiele dieser Form. Hier übernimmt die Frau die dominante Rolle, weil der Ehemann entweder Angst vor seiner eigenen Kraft hat, oder lieber ein kleiner Junge bleiben möchte, oder auch beides. Vielleicht ist er zu ängstlich, zu eitel, oder er versucht vergeblich ein neuer Mensch zu werden.

In der traditionellen Version wäre er der Pantoffelheld, der ständig bemüht ist, den Missmut der Frau zu vermeiden, und ihn dadurch endlos neu erschafft. Seine Freiheit besteht darin, in die Kneipe zu gehen; wenn er sie mit dem Nudelholz warten lässt, befindet er sich in Sicherheit. Sie bleibt Mama, und er muss nie erwachsen werden. In der moderneren Version versucht der Ehemann ständig sie zu beschwichtigen, aber nichts scheint zu funktionieren. Dieses Spiel kann sich endlos hinziehen. Goughs Analyse: „Solange sich beide Partner an die Regeln halten, ist alles in Ordnung. Aber wenn sich einer verändert oder erwachsen wird oder ganz einfach keine Lust mehr auf das Spiel hat (meist ist es die Frau, die zuerst an diesen Punkt gelangt), dann ist Öl im Feuer."

Peter Pan muss erwachsen werden, und Wendy wird ihn lassen müssen. Und das bedeutet für sie, den schweren Verlust einer gut definierten Rolle.

7. Muster der Vergangenheit

Der Fernsehschirm fing an zu flackern, um dann gänzlich leer zu werden. Er stand vom Sofa auf, machte alle Lichter aus und ging die Treppe rauf.
‚Gut', dachte er, als er Licht aus der halb geöffneten Schlafzimmertür erspähte, ‚sie ist noch wach.'
Er schlüpfte aus den Kleidern und glitt neben seiner Frau ins Bett, die kurz von ihrem Buch aufsah, ihn anlächelte und sich dann wieder dem Lesen widmete. Sie roch gut. Ihr gleichmäßiger Atem und die Konturen ihres Körpers unter den Laken hatten eine starke Wirkung auf ihn. Er streckte die Hand aus, um ihren weichen Bauch zu streicheln. Sie lächelte abermals, deshalb rutschte er noch näher heran und begann ganz sanft an ihrem Ohr zu knabbern.
„Bitte nicht jetzt, okay? Ich möchte lesen", sagte sie und drehte ihren Kopf weg.
Er sagte nichts. Sein Herz schlug schnell und sein Körper erstarrte. Sie war weiter in ihr Buch vertieft, als ob er nicht existierte.
Endlich unterbrach er die Stille und sagte: „Ich könnte genauso gut im anderen Zimmer schlafen."
Sie legte ihr Buch beiseite und schaute ihn lang und eindringlich an. „Was hast du denn?", fragte sie mit einstudierter Ungeduld (als wüsste sie es nicht genau).
„Ich fühlte mich dir gerade sehr nahe und hätte gern mit dir geschlafen, aber ich sehe, dass ich nur störe", sagte er und versuchte arglos zu klingen.
„Und wenn ich gerade keine Lust habe?", wollte sie wissen. „Oder geht es hier wieder nur um dich?"

„Du willst ja nie, du findest immer irgendeine Ausrede. Ich denke, du hast ein Problem mit Sex. Kein Wunder, dass deine letzte Ehe nicht funktionierte."

„Du musst mir grad was von sexuellen Schwierigkeiten erzählen", antwortete sie. „Alles was du willst, ist eine Mutter, die sich um alle deine Launen kümmert. Aber diese Frau ist nicht deine Mutter, verstehst du? Auch wenn es die vorherige war."

Jetzt saß sie aufrecht da, während er den Kopf mit einer unendlichen Leidensmine hängen ließ.

„Alles klar, ich habe verstanden", sagte er und stieg energisch aus dem Bett. „Merk dir eins: Ich wollte eine nette Zeit mit dir, und keinen verdammten Vortrag von der Eiskönigin", fügte er noch hinzu, bevor er aus dem Zimmer stürmte, die Tür hinter sich zuschlug und den Flur entlangstapfte, um schließlich im kalten Gästezimmer Zuflucht zu finden.

Eine weitere Nacht im häuslichen Krieg.

Die innere Familie in Aktion

Wie oft wiederholen sich derartige Szenen im ganzen Land? Was einmal wie ein Liebestraum angefangen hat, endet auf dem Schlachtfeld. Beide Parteien fühlen sich gekränkt, einsam und sexuell frustriert. Selbst wenn sie bereuen, was sie gesagt haben, behalten sie es für sich, zumindest für eine Zeit. Am nächsten Morgen entschuldigen sie sich vielleicht und versuchen es noch mal. Und manchmal dauert es tagelang, bis einer der Partner einlenkt. In der Zwischenzeit stauen sich bei beiden viele schlechte Erinnerungen an, und diese sind schwer zu vergessen.

Was ist bei dieser Unterhaltung wirklich passiert? In dem offensichtlichen Konflikt, zwischen dem Versuch des Mannes Liebe zu machen, und dem Wunsch seiner Frau ihr Buch weiterzulesen, treten viele verschiedene Persönlichkeitsaspekte des Paares in Aktion. Der Auslöser für ihn ist ihre Ablehnung seines Annäherungsversuchs. Auch wenn sie es auf sehr vernünftige Art und Weise macht, hat er eine starke Reaktion, sowohl physisch als auch emotional.

Das eigentliche Problem besteht darin, dass er sich zurückgewiesen fühlt. Jeder von uns kämpft mit Gefühlen der Ablehnung, wenn sie auftauchen, aber Männer nehmen es besonders schwer, wenn ihre Avancen abgelehnt werden und können sehr empfindlich und verletzt reagieren.

Sobald das Gefühl, abgelehnt und verletzt zu werden, ihn überwältigt, reagiert unser Mann schlecht gelaunt. Mit dieser Einstellung macht er den Eindruck eines kleinen Jungen, der nicht bekommt, was er will. Nun wird jede Frau zustimmen müssen, dass ein kleiner grollender Junge in ihrem Bett so ziemlich das Unerotischste ist, was es gibt. Es bringt sie definitiv nicht in Fahrt. Eine Frau möchte keinen Sex mit einem Kind. Sie möchte Sex mit einem erwachsenen Mann, der sie begehrt und sich nicht gleich bei der kleinsten Reaktion ihrerseits aufregt. Deshalb ist seine kindische Reaktion die Garantie dafür, dass sie keinen Sex haben werden. Auf diese Weise kann er nur verlieren.

Unser Mann reagiert nicht nur wie ein verzogenes Kind, es gibt da auch noch einen anderen Ton in seiner Stimme, sie klingt hochmütig, als ob er auf sie herabsehen würde, als ob sie das Kind und er ein überlegener Erwachsener sei, der es besser weiß. Und darauf reagiert sie. Sie reagiert auf ihn mit unverhohlener Verärgerung; sie hat dies alles schon einmal erlebt und agiert nun in der Rolle der verärgerten und der ewig Leidenden. Worauf er einen anderen Gang einlegt und versucht, ein noch süßeres und unschuldigeres Kind zu sein, denn damit hat er sie in anderen Situationen schon rumgekriegt. Aber sie lässt nichts davon gelten. Sie braust noch mehr auf, was er wahrscheinlich auch beabsichtig: Seine oberflächliche Süße verdeckt die manipulative Art, mit der er versucht, sie wie eine verweigernde Mutter aussehen zu lassen, denn so erlebt sein inneres Kind sie in diesem Moment. Es geht immer weiter, auf jeder Stufe des Spiels erhöhen beide ihre Einsätze, sie steigern ihre Feindseligkeit bei jedem Schlagabtausch, bis sie völlig außer Kontrolle gerät.

Das Außergewöhnliche bei diesem Konflikt ist, dass beide Verhaltensweisen annehmen, die ihrem Charakter nach entweder wie Kinder oder Eltern agieren. Was ist der Grund dafür?

Die Antwort verbirgt sich in den frühesten Augenblicken menschlichen Bewusstseins. Im Gegensatz zu anderen Wirbeltieren sind Menschen bei ihrer Geburt extrem hilflos und abhängig von anderen. Wo Fohlen bereits nach wenigen Augenblicken neugierig auf ihren Beinen stehen, brauchen menschliche Babys etwa neun Monate, bevor sie ihre ersten Schritte machen und einige weitere Jahre, bevor sie einigermaßen für sich selbst eintreten können. Über diesen langen Zeitraum sind wir extrem verletzlich und abhängig, speziell von Eltern. Vielleicht zahlen wir mit dieser Verletzlichkeit den Preis der Natur für unser selbstreflektierendes Gehirn, die aufrechte Gangart und unsere manuelle Geschicklichkeit, denn diese Eigenschaften sichern uns unseren unschlagbaren evolutionären Vorteil.

Außerdem scheint es, als hätte die Natur uns mit der Erwartung nach bedingungsloser Liebe und Schutz durch unsere Eltern ausgerüstet. Es sieht so aus, als wären wir programmiert, gegenseitig abhängige soziale Wesen zu sein, die ein Willkommen und eine gute Behandlung von denjenigen erwarten, die schon vor uns hier waren.[1] Während der Periode der größten körperlichen und geistigen Entwicklung sind wir auf die mächtigen Erwachsenen um uns herum angewiesen, nicht nur für Ernährung, ein Dach über dem Kopf und Anregungen, sondern zuallererst für Liebe und Anerkennung. Der psychologische Effekt dieser Abhängigkeit besteht darin, dass wir zu Manipulationen greifen, in Mimik und im Ton unserer Stimme, um so unsere Beschützer aufzumuntern, und um überhaupt mit ihren unvermeidbaren Schwächen umgehen zu können.

Zur selben Zeit findet ein innerer Prozess der Identifikation und Charakterbildung statt. Die Logik ist folgende: Das, was stark ist und sich durchsetzt, wird mit den mächtigen Eltern in Verbindung gebracht, die wir außerhalb von uns sehen; das, was schwach und abhängig ist, wird mit dem Kind, das wir sind, assoziiert. Mit fortschreitender Zeit erhalten die starken Teile unserer Psyche Elternstatus und die schwachen erhalten Kindesstatus.

Eltern haben die Funktion dem Kind Sicherheit zu geben und ihm dabei zu helfen, seine Energien zu regulieren, bis es in der Lage ist, dies selbst zu tun. Die verinnerlichten Eltern haben innerhalb unserer Psyche eine ähnliche Funktion, sie sollen schützen und kontrollieren. Auf diese Weise kreiert das Kind in seiner Imagination einen funktionsfähigen Elternteil*, der zuständig ist für Unterstützung, während es parallel dazu sein eigenes autonomes Selbst entwickelt. Aber es hat auch einen entsprechenden Kinderteil, der für all die Qualitäten steht, die Schutz benötigen, solche wie Verletzlichkeit und Abhängigkeit. Und da beginnt die Schwierigkeit.

Unsere Vorfahren des neunzehnten Jahrhunderts hatten keine sehr große Achtung vor den Eigenschaften der Kindheit, als da wären: ungehemmte Emotionalität, Unschuld, Spontaneität und Unordnung. Konsequenterweise war es in der westlichen Gesellschaft bis vor einigen Jahren keine attraktive Option, ein Kind zu sein.[1] Wie wir schon früher erwähnten, benötigt

**Die Bezeichnung „-teil" steht für die unbewussten Fragmente der Persönlichkeit.*

unsere Psyche viel Zeit, um mit den Veränderungen in der Gesellschaft Schritt zu halten. Deshalb besteht immer noch ein kollektiver Druck, der Individuen dazu veranlasst, sich mit der Elternrolle zu identifizieren und die Kinderrolle zu verleugnen.

Dies verursacht eine starke innere Spannung, die üblicherweise durch selbstbewusstes, unnahbares oder gar tyrannisches Verhalten aufgelöst wird, um auf keinen Fall verletzlich oder abhängig zu erscheinen. Es ist eine Art Parodie auf das Erwachsensein, verzerrt dadurch, dass dieser Elternteil aus der Perspektive des Kindes gesehen wird. Ein Fantasieerwachsener, modelliert nach dem Bild, das das Kind von seinen Eltern hat. Diese waren wahrscheinlich genauso bemüht, Erwachsene zu sein, aber auch geprägt aus der Perspektive ihrer eigenen unterdrückten inneren Kinder.

Innere Elternanteile haben noch eine weitere Funktion. Da unser biologisches Programm uns zu Erwachsenen werden lässt, müssen Jungen und Mädchen beim Erwachsenwerden sich mit ihren Vätern und Müttern identifizieren. Den meisten gelingt dies mehr oder weniger selbstverständlich. Und selbst wenn eine Person alles daran setzt, nicht so zu werden, wie Papa oder Mama und in Rebellion geht und konträre Lebenmodelle lebt, werden sie dennoch einige der elterlichen Charakterzüge entwickeln, besonders die unbewussten Verhaltensmuster. Dies ist ein Fakt, der sich wie eine Tragödie anfühlt, der wir alle ins Auge sehen müssen. Abgesehen vom genetischen Erbe, beruht die Ähnlichkeit darauf, dass wir den Eltern mit ihren Einstellungen, Überzeugungen und Verhaltensweisen während unserer Kindheit ausgesetzt waren. Wir unterdrücken deshalb eher das innere Kind und bevorzugen den inneren Elternteil.

Dieser innere Konflikt ist in der psychologischen Literatur sehr gut belegt. Daraus sind verschiedene Theorien hervorgegangen, angefangen von den komplexen inneren Dynamiken der psychoanalytischen Schule der Objektbeziehungen[2], bis hin zum einfachen, aber nützlichen Modell der Transaktionsanalyse.[3] Letzteres entwirft ein Bild der erwachsenen Psyche, das aus drei Polen besteht – Erwachsener, Eltern und Kind.

Eine erwachsene Person ist darauf bedacht, der Welt ihren Erwachsenenteil zu zeigen. In ihrem Innern befindet sich jedoch ein Kindteil, der sich aus verneinten, verletzlichen, törichten und chaotischen Aspekten der Person zusammensetzt. Daneben gibt es den Elternteil, dessen Funktion darin besteht, das innere Kind in Schach zu halten, um die Person vor Verletzung, Abhängigkeit und Regression im täglichen Leben zu schützen. In der Praxis läuft dies für gewöhnlich auf einen Konflikt zwischen Elternteil und Kindteil hinaus. Auch wenn er andere Begriffe benutzt, so gleicht dieses Bild doch ungefähr dem was Freud ursprünglich sagt, dass der Mensch ein Wesen ist, das mit den unbewussten Spannungen zwischen Zivilisation und Instinkt kämpft, mit dem Superego als Vermittler.

Obwohl diese innere Anordnung in unserer Gesellschaft fast Allgemeingültigkeit hat und Arbeitsgrundlage der Psychotherapie ist, so ist sie dennoch außerhalb des psychologischen Kontextes wenig bekannt. Diese innere Ordnung funktioniert im Hinblick auf ihr Ergebnis extrem unwirtschaftlich, denn um die innere Balance zu halten, wird sehr viel psychologische Energie verbraucht.

Wenn innere Eltern und innere Kinder sich treffen

Eine intime Beziehung ist für die wackelige innere Balance, die wir beschrieben haben, eine ziemliche Bedrohung. Innerhalb der ängstlichen Psyche ist Intimität so gefährlich wie Kryptonit für *Superman*, denn es kann keine befriedigende Beziehung geben, wenn nicht beide Partner sich erlauben verletzlich und abhängig zu sein. Aber das ist nicht so einfach. Stellen wir uns einmal vor, was passiert, wenn zwei Individuen sich treffen: vier wetteifernden Pole – oder sind es sechs, wenn man noch den Erwachsenen hinzurechnet, der zu sein sie vorgeben.

In Stresszeiten, die in Beziehungen häufig auftreten, wird die innere Situation arg belasted. Zunächst werden wir es mit Charme oder Manipulation versuchen; mit anderen Worten, wir werden von unserem inneren Kind aus agieren, während wir auf Reaktionen des Elternteils im anderen warten. Zeigt dies keine Wirkung, greifen wir auf unseren Elternteil zurück, um von dort aus auf den Kinderteil im anderen zu schauen. Im Laufe der Zeit können Beziehungen sich um diese Muster kristallisieren, sodass die Partner keine andere Wahl haben, als innerhalb dieser Beschränkungen zu agieren. Jeder Partner ist unbewusst von der Position seines inneren Kindes mit dem erhofften idealen Elternteil verbunden, den er im anderen sieht. Gleichzeitig trägt der Elternteil desselben Geschlechts, mit seinen Einstellungen und Verhaltensweisen dem anderen Geschlecht gegenüber, entscheidend zum Grundmuster für unser eigenes Verhalten bei. Sie verstärken den inneren Elternteil, und wirken sich so auf das Verhalten unserem Partner gegenüber aus.

Wir nennen die Interaktionen zwischen den inneren Parts „Bindungsmuster“, eine Bezeichnung, die auf die Therapeuten Hal und Sidra Stone zurückgeht.[5] Eine Haupteigenschaft von Bindungsmustern, die wir bei uns und unseren Klienten beobachteten, ist die Schnelligkeit und Vorhersagbarkeit der Muster und Interaktionen. Es ist unglaublich!

Im Fall unseres Paares passiert alles in wenigen Minuten, in denen er zunächst Sex haben wollte und dann den Flur runterstapfte. Vielleicht kennen sie diese Geschwindigkeit auch von ihren eigenen Streitereien, die sich meistens als Interaktionen von Bindungsmustern herausstellen, wenn sie sich die Mühe machen, sie zu analysieren. Warum geraten sie so schnell außer Kontrolle und woher kommt diese Energie?

Bindungsmuster werden von dem Impuls gesteuert, tatsächliche oder eingebildete Verletzlichkeit zu schützen, unterstützt durch das alte Sprichwort, dass Angriff die beste Verteidigung ist. Wenn man sich das Kräftespiel in unserem Beispiel genau ansieht, erkennt man eine schrittweise, jedoch rasante Steigerung der Feindseligkeit bei beiden. Auch wenn es sehr viel Energie zwischen den Partnern freisetzt, führt es doch nur in eine Sackgasse, gefolgt von einem Gefühl des Getrenntseins. Und wenn sie sich als getrennt empfinden, dann müssen sie überhaupt nicht voneinander abhängig sein. Angenehmes Zusammensein ging verloren, aber eine angenehme Unabhängigkeit wurde erreicht. Natürlich ist diese Art von Unabhängigkeit eher eine Kompensation für die Unfähigkeit, allein zu sein, wie wir im vorangegangenen Kapitel gesehen haben – sie wird vom inneren Kind gesteuert. Wenn wir es so betrachten, drängt der distanzierte Partner immer noch auf Zusammensein, aber ein Zusammensein, das von Konflikt gekennzeichnet ist.

Bindungsmuster und der Krieg im Schlafzimmer

Wenn wir in die Köpfe unseres Paares in der Geschichte schauen könnten, dann würden wir ein Drama sehen, das uns bekannte Enttäuschungen und Schutzmechanismen zeigt, die aus ihrer Vergangenheit kommen. Es funktioniert folgendermaßen.

Wenn der Mann von seiner Partnerin abgelehnt wird, dann begegnet er höchstwahrscheinlich einem Phantom aus der Vergangenheit: einer Mutterfigur, die ihm das verwehrt, was er sich in diesem Moment wünscht. Er fühlt sich abgelehnt, schwach und verletzlich. In seinem unbewussten Zustand, ist die Frau diejenige, die selbstsüchtig ist, da sie ihre eigenen Interessen verfolgt, anstatt sich um die Bedürfnisse „ihres Kindes“ zu kümmern. Wann immer eine alte unerkannte Bedürftigkeit sich beim Sex einschleicht, kann man sicher sein, dass eine Eltern-Kind-Dynamik heraufbeschworen wird, die Probleme schafft.

Das unwirsche Klagen des Mannes kommt von dem bettelnden Jungen in ihm und hat die Funktion, der Frau Schuldgefühle einzureden, da sie sich nicht um ihn kümmert. Es richtet sich an das kleine Mädchen in ihr, von dem er weiß, dass sie mit dem Gefühl heranwuchs, sich um die Bedürfnisse aller kümmern zu müssen. Aber das ruft einen entnervten Elternteilin ihr hervor. „Was willst du?“, richtet sie sich an den kleinen dummen Jungen im Mann. Einerseits ist es ein Schutz für ihr kleines Mädchen, das er heraufbeschworen hatte, und andererseits eine Umleitung der Aktion in Richtung seiner ihr bekannten Schwachstelle: des kleinen Jungen, der auf Ablehnung empfindlich reagiert. Deshalb ist es Selbstverteidigung und Gegenangriff zugleich. Und all das passiert unbewusst und blitzartig.

Wahrscheinlich ist die eigentliche Motivation der Frau nur der Wunsch, ihr kleines Mädchen davor zu schützen, dass es schlecht gemacht wird, nur weil es nicht tut, was von ihm erwartet wird.

Um seinen Gefühlen von Ablehnung entgegenzuwirken, versucht der Mann zuerst die Frau von seinem inneren Kind aus zu manipulieren. „Ich sehe, dass ich störe“, sagt er ganz arglos. Als dies wirkungslos bleibt, erkennt er, dass er andere Geschütze auffahren muss, um sich selbst zu schützen. Also steigert er sich in seinen Elternteil hinein. In diesem Fall handelt es sich um einen distanzierten und ziemlich herablassenden Elternteil.

Zu sagen, „Ich denke, du hast ein echtes Problem mit Sex“, ist ziemlich bösartig. Man muss nicht unbedingt gewalttätig werden (obschon es vorkommt), um sich zu erhöhen; eine falsche machtvolle Überlegenheit kann auch durch bestimmte Gesten und Ausdrucksweisen erreicht werden. Manche, besonders

Engländer, schaffen das, indem sie eine Augenbraue hochziehen. Es geht darum, dass die Eskalation die Energie in die entgegengesetzte Richtung zwingt, da das Hervorholen des Elternteils darauf abzielt, dass innere Kind im Partner zu treffen.

Der kalte, distanzierte Vater droht mit Rückzug, aber sein Verhalten ist eher eine Bestrafung, die zeigt, dass er noch nicht aufgegeben hat, nach seinem kleinen schlechten Mädchen zu angeln. Er setzt ein wenig vom Stil des dominanten, strafenden Vaters ein, dem man zu gehorchen hat.

Könnte es sein, dass sie in der Tat einen Vater hatte, der sich zurückzog und sie alleingelassen hat oder der dominant und strafend war? Wenn ja, dann zielt der Mann in dieser Verkleidung direkt auf das kleine Mädchen in ihr, dessen Geschichte er entweder kennt oder erahnt. Oder es könnte sein, dass sein Vater distanziert und unnahbar war, und dass es sich hier um ein altes Identitätsmuster handelt, in das er in Stresssituationen hineingerät? Es kann sehr wohl auch eine Kombination von beiden sein.

Wenn wir im Bann eines Bindungsmusters sind und im „Angriff-ist-die-beste-Verteidigung-Modus" agieren, dann erfassen wir intuitiv, welche Art von Kind unser Partner war, und wir liefern ihnen die richtige Elternfigur, um sie zu ängstigen. Wir kennen all dies ganz genau, denn als wir uns verliebten, passten diese inneren Figuren genau zusammen.

Aber es ist noch viel komplizierter, weil unsere Reaktionen zum Teil aus dem geformt sind, was wir von unseren Eltern übernommen haben. Die Frau greift zum Beispiel auf ihren inneren Elternteil zurück, um sich zu schützen, wenn sich ihr inneres Kind von elterlicher Feindseligkeit bedroht fühlt. Sie ist aber auch davon beeinflusst, wie ihre Mutter sich in ihrem Leben gegenüber dem Vater oder anderen Männern verhielt. In ihrem eigenen Gegenangriff auf das innere Kind des Partners kann sie unwissentlich, durch die Einstellung ihrer Mutter gegenüber weinerlichen Kindern, beeinflusst sein. Dies wiederum basiert darauf, wie ihre Mutter bemuttert wurde, also auf die Einstellung ihrer Mutter zu ihrem eigenen inneren Kind. Das wird sich auf die Erziehung ihrer Tochter ausgewirkt haben, besonders wenn es darum ging, wie viel Verletzlichkeit und Bedürftigkeit erlaubt war. Diese Themen können Generationen zurückgehen – es ist ein wahres Spiegelkabinett! Fürs erste belassen wir es dabei und gehen zur Handlung zurück.

Als Antwort auf die weitere Eskalation des Ehemannes reagiert sie boshaft: „Alles was du willst, ist eine Mutter, die sich um alle deine Launen kümmert. Aber diese Frau ist nicht deine Mutter, verstehst du? Auch wenn es die vorherige war." Sie ist zu einer wütenden Mutterfigur geworden, die verärgert ist über dieses selbstsüchtige, bedürftige Kind, mit dem sie in ihrem nicht enden wollenden Unglück feststeckt. Gebt ihr Kraft!

Nun muss er nochmal auftrumpfen, und so verwandelt er sich in den ultimativen, allwissenden Patriarchen, der seinen Finger auf ihre augenscheinlich pathologische Gefühlskälte legt. Wie sonst sollte sie nun ihr „nutzloses" kleines Mädchen beschützen, als die gnadenlose *Jezebel* zu werden, die ihn mit einem letzten Schlag entlässt. Und so reitet er dem eisigen Sonnenuntergang entgegen. Ein anderer Typ Mann mit einer anderen Geschichte wäre vielleicht zum „Das-macht-mir-nix-aus-darüber-steh-ich-Kerl geworden, oder zu *Conan der Barbar, derm* Zerstörer von Geschirr, Vasen und Türen, während eine andere Frau vielleicht zur schrecklichen *Kali* geworden wäre, der Göttin der Zerstörung, der Fresserin männlicher, innerer Kinder!

All dies läuft unter dem Motto „Schutz der Verletzlichkeit", und alles innerhalb weniger Minuten.

Bindungsmuster für den Frieden

Wie überall in der Natur, gibt es unzählige Variationen von Bindungsmustern. Ein Bindungsmusterkonflikt kann jederzeit mit unterschiedlichster Intensität ausgelöst werden. Paare, die zum ersten Mal in unseren Gruppen von Bindungsmustern hören, erzählen uns begeistert Geschichten aus ihrem täglichen Leben, die in dieses Muster passen. Häufig haben sie auf dem Weg zur Gruppe gerade einen solchen Konflikt hinter sich: Das Kartenlesen beim Autofahren. Es ist für viele Paare ein zuverlässiger Auslöser. Hier agiert auf stereotype Weise ein kontrollierender Vater (auf den Plan gerufen von einem ängstlichen kleinen Jungen) seinen empörten Einfluss auf die „nutzlose kleine Mädchen-Frau" aus. Bestellungen im Restaurant, Auseinandersetzungen mit Verkäufern oder Taxifahrern sind auch gute Beispiele dafür. Es scheint, als würden die Partner blindlings in Fallen treten und einen Stil übernehmen – zum Beispiel den der wütenden Mutter oder des kritischen Vaters –, ohne sich den erklären zu können.

Das Bindungsmuster des Paares, das wir hier analysiert haben, gehört zur dynamischen Art, sie sind immer in Aktion. Aber es gibt noch viele andere. Man stelle sich das Szenario mit einer Frau vor, die Angst hat vor Konflikten oder davor, ihren guten Vater, den sie geheiratet hat, zu verärgern. Vielleicht hätte sie ihr Buch beiseitegelegt und wäre zum gehorsamen Kind geworden und hätte dem kleinen Jungen im Mann gegeben was er brauchte, um sich wieder gut zu fühlen; ohne Eigeninteresse, aber auch ohne Begehren und Leidenschaft.

Es gibt viele Beziehungen, die es sich in einem ruhigen Leben bequem machen, in dem innere Kinder innere Eltern besänftigen, ängstlich jedes Schaukeln des Bootes vermeiden und sich nur in bekannten Gewässern aufhalten. Diese „statischen Bindungsmuster" sind dazu da, die Sicherheit für ein stabiles

Beziehungsmuster zwischen inneren Eltern und innerem Kind zu garantieren. Andere Muster, die auf den ersten Blick dynamisch erscheinen, durch ständiges Wiederholen aber Stabilität haben, zählen auch zu den statischen.

Manchmal ist es schwierig auszumachen, ob es sich bei einer offensichtlich erwachsenen Reaktion vielleicht nur um eine pseudo-erwachsene handelt. Eine pseudo-erwachsene Reaktion liegt vor, wenn die Energie sich vom Kindteil zum Elternteil bewegt hat. Dies muss nicht immer eine ausschließlich aggressive Eskalation sein, dennoch ist sie abwehrend und wird gezielt eingesetzt. Sie kann den anderen richtig wütend machen, weil sie so unschuldig daherkommt. Aber derjenige, der sie abbekommt, erlebt sie als ausgesprochen aggressiv, ganz subtil eingesetzt, um ihn zu schwächen, und dass ist es dann, was ihn wiederum wütend macht.

Beziehungen können dauerhafte Muster um derartige Spielchen entwickeln. zum Beispiel kann „der Neue", der alle wichtigen Bücher gelesen hat, Richtiges sagen; spricht er „das Richtige" aber aus der Angst seines inneren Kindes, bloß nicht Mama zu verärgern, dann bringt er seine Partnerin damit auf die Palme, sodass sie im Namen der Beziehung den ganzen Ärger trägt.

Auch wenn sie sich nicht gerade angenehm anfühlen, so haben dynamische Bindungsmuster einen Vorteil gegenüber den statischen: Partner, die miteinander kollidieren, können ihre Muster leichter aufbrechen als die mit konspirativen Strukturen. Unter transformatorischen Gesichtspunkten kann sich der Mann in unserm Beispiel sehr glücklich schätzen, dass er eine Frau hat, die es mit ihm aufnehmen kann. Man kann es als Geschenk ansehen. Denn wenn er sich irgendwann die Zeit nimmt, darüber nachzudenken, was eigentlich abgeht, wird er erkennen, dass er etwas über das Abgelehntwerden herausfinden muss. Dann wird er realisieren, wie er agiert, nur um sich davor zu schützen seine Verletzlichkeit zu spüren, und wie er mit seiner eigenen Bedürftigkeit umgeht. Kurz gesagt, wird er in den Spiegel schauen müssen, den seine Partnerin ihm vorhält, indem sie sich weigert auf die Forderungen seines bedürftigen inneren Kindes einzugehen. Wenn er dann noch bereit ist, die nötigen psychologischen Prozesse einzuleiten, kann er daraus geläutert und transformiert hervorgehen. Vielleicht ändert sich dann alles: seine Partnerin wird sich mit ihm viel sicherer fühlen und er wird vermutlich feststellen, dass er mehr und mehr das bekommt, wonach er sich sehnt!

Andererseits wird eine Beziehung, in der beide alles für ein ruhiges Leben tun – selbst unter dem Vorwand, die Kinder nicht zu beunruhigen – mit ziemlicher Sicherheit zu einem statischen Gefängnis werden, in dem es weder Leidenschaft noch Chancen für Wachstum gibt. Wenn es überhaupt ein Sexualleben gibt, dann wird es früher oder später verkümmern und sterben. Über die Jahre wird dem Paar wahrscheinlich jedes Gefühl für gemeinsame Intimität verloren gehen.

Die Frau, die Sex als Pflichtübung sieht (wir nennen es Gebärmutter-Sex), als Preis für Harmonie, steckt höchstwahrscheinlich in der Rolle einer pflichtbewussten Tochter oder einer beschwichtigenden Mutter fest. Ob sie das befriedigt ist fraglich. Es kann schwierig für sie sein, sich ihrem eigenen Orgasmus hinzugeben, und ihre Gesundheit kann sehr wohl darunter leiden.

Ein Mann, der nur damit beschäftigt ist seine gefällige Sohnrolle in seinem Sexleben zu entfalten, wird vielleicht einige nützliche Techniken lernen, jedoch nie zum Herzen seiner erwachsenen Partnerin vordringen. Wenn er es ihr, getreu dem alten Muster, besorgt, um sich gleich danach umzudrehen, kann er sicher sein, sie ganz zu verflieren. In einsamer Komplizenschaft werden sie sich in einem dieser Muster einrichten, und im

Laufe der Zeit könnte der Mann unter Umständen seine eigene Potenz dahinschwinden sehen. Eine solche überlebensgebundene Beziehung kann lange halten – viele Ehen basieren auf diesem soliden Pragmatismus – aber die Chancen zu wachsen sind gleich Null.

Was Bindungsmuster so außergewöhnlich macht, ist ihre Stabilität und Beständigkeit. Selbst die gewalttätigsten und missbräuchlichsten Muster sind aus eben diesem Grund schwer zu brechen.

Die meisten geschlagenen Frauen kehren wieder nach Hause zurück. Die meisten psychologisch kastrierten Ehemänner bleiben daheim. Die stillschweigende Ablehnung beider Partner in den Spiegel der Bewusstheit zu schauen, bedeutet, dass sie beschlossen haben, ihre Prioritäten woanders zu setzen. Sie sind in der Lage eine stabile Ehe zu führen, die wir Erhaltungs-Ehe nennen, aber wenn ein Partner möchte, dass sich was ändert, dann müssen sie sich entweder trennen, oder z.B. eine Affäre beginnen. Die charakteristischen Bindungen einer Erhaltungs-Ehe müssen gesprengt werden, damit eine Beziehung sich zu ihrem wahren Potenzial hin entwickeln kann.

8. Selbstbetrug im Namen der Liebe

‚Warum kann ich nicht wie andere Frauen auch einfach so tun und meinen Frieden haben?', seufzte sie zu sich selbst, während sie den Druck spürte, der auf ihrem Herzen lastete. Sie hatte wirklich nur lesen wollen, nun aber konnte sie sich nicht mehr auf das Buch konzentrieren. Sie kämpfte mit den Tränen. Dann wurde sie wütend.

‚Er ist so egoistisch. Wenn er nicht bekommt, was er will, dann schmollt er. Wer will mit so jemandem Liebe machen?'

Dann wurde sie wieder traurig. ‚Warum kann er nicht einfach bleiben, und das Gefühl der Nähe zwischen uns genießen? Vielleicht hätte ich dann mehr Interesse an ihm als an dem Buch. Und selbst wenn ich weiterlesen würde, könnten wir uns nah fühlen, statt in diesem Alptraum zu sein! Nun habe ich überhaupt keine Lust mehr, mit ihm jemals wieder Sex zu haben.'

Wieder wütend: ‚Mit Liebe hat das sowieso nichts zu tun, er ist ein blöder, verwöhnter Bengel, dem Mama bestätigen soll, was für ein toller Mann er ist. Ich hasse ihn!'

Jetzt weint sie: ‚Es ist gemein von ihm, dass er mir das antut, ich habe es nicht verdient! Ich wollte doch nur lesen. Nur weil ich nicht immer mit ihm Sex haben möchte, wenn er es will, bedeutet dies noch lange nicht, dass ich ihn nicht liebe.'

Die Wut kommt zurück: ‚Wäre er ein richtiger Mann, dann würde er von mir nicht erwarten, dass ich mit ihm Sex habe, nur um ihn zu besänftigen. Das hat mit wahrer Leidenschaft nichts zu tun.'

Sie wird weicher: ‚So will ich das nicht. Ich vermisse ihn, aber ich lasse mich von ihm nicht so behandeln.'

WENN WIR IN DER LAGE WÄREN, ihrem inneren Monolog in den Nachtstunden zu lauschen, könnten wir beobachten, wie sie ständig hin und her schwankt zwischen der Entscheidung, ihn am nächsten Morgen zu verlassen, um ein neues Leben ohne ihn zu beginnen, seinen oder ihren Tod zu wünschen oder ihn als Monster und sich selbst als wertlos und falsch zu betrachten. Ab und zu würde sie sich fragen, ob er nicht auch noch wach wäre, und vielleicht würde sie sogar hoffen, dass er ins gemeinsame Bett zurückkehrt. Das wäre schön. (Es besteht aber auch die Chance, dass sie sich im Falle seiner Rückkehr schlafend stellen würde, oder ihm wenigstens nichts von ihrer Erleichterung und Freude zeigen würde.) Vielleicht dachte sie auch darüber nach, wie er sie wohl empfangen würde, wenn sie zu ihm ginge. Würde sie sich verpflichtet fühlen, mit ihm Sex zu haben, um ihm oder sich selbst das Gefühl der Verbundenheit wiederzugeben. Würde sie dies wollen? Könnte sie es?

In dieser Nacht fiel sie in einen bewusstlosen Erschöpfungsschlaf. In früheren Zeiten war sie, verletzlich und ängstlich, zu ihm gegangen, aber mit der Absicht, ihr Herz für ihn zu öffnen und sich zu vertragen.

Auch er hatte in der Dunkelheit wachgelegen, beschäftigt mit seinem nicht unähnlichen inneren Dialog, ebenso traurig, ängstlich und einsam. Aber als er hörte, wie sie sich näherte, beschützte er die Sehnsucht in seinem Herzen, hielt den Atem an und verkrampfte die Muskeln in seiner Brust. Schon vor langer Zeit hatte er gelernt, seine Tränen zurückzuhalten; besonders wenn er wirklich traurig war. Es hatte ihm nur noch mehr Schmerzen beschert, wenn er seine Verletzlichkeit offenbarte.

In anderen Nächten war er zurückgekommen und hatte akzeptiert, dass sie nicht mit ihm schlafen wollte; er wollte aber ihrem warmen Körper nahe sein und sich ihrer Liebe versichern. Ein Teil von ihm wusste, dass er nicht perfekt war, eigentlich konnte er bisweilen ziemlich furchtbar sein. In der Hoffnung, dass sie ihn verstehen und ihm vergeben würde, riskierte er, ins gemeinsame Bett zurückzukehren. Aber er war auf der Hut. Aus irgendeinem Grund hatte die Frau, die jeden Moment durch die Tür kommen konnte, die Macht, ihn sich verletzlicher fühlen zu lassen als irgendjemand anders auf der Welt. Also musste er vorsichtig sein. Er wurde ganz verkrampft.

Sie explodierte innerlich, sobald sie den kalten Blick in seinen Augen sah und seine missbilligende Stimme sagen hörte: „Was willst du?"

Ihr innerer Elternteil warnte sie: ‚Du kannst entweder nah und abhängig sein, oder getrennt und unabhängig, aber du kannst nicht beides haben!' Sie wusste nur zu gut, wie eine Frau zu sehr lieben konnte und sich von den emotionalen Machtspielchen des Mannes benutzen ließ – die Vergangenheit hatte es oft gezeigt –, deshalb war sie nicht bereit, ihm das durchgehen zu lassen. Sie war eine moderne, intelligente und berufstätige Frau, die nichts für die altmodische Idee übrig hatte, dass Frauen immer für ihre Männer da zu sein hatten, wenn diese danach verlangten. Sie war eine freie und unabhängige Frau, und wenn er nicht imstande war, einer wahren Frau zu begegnen, dann war es an der Zeit, dass er das lernte! Er musste endlich erwachsen werden!

Er für seinen Teil sah sich mit einer Kälte konfrontiert, die aus vielen vergangenen Generationen herrührte. Sie bohrte sich direkt durch ihn hindurch bis zu einem tief verborgenen Gefühl, niemals geliebt und gewollt gewesen zu sein. Sein innerer Elternteil konnte ihm kaum helfen. Er hat keine Ahnung, wie man mit solchen Frauen umgeht. Um sich selbst vor den furchtbaren Gefühlen zu schützen, die diese ganze Situation in ihm hervorrief, konnte er nur mit der größten Abweisung und Überheblichkeit zurückschlagen, die er aus den Kisten der Ahnen hervorholen konnte.

Es war jedes Mal dasselbe: Den längsten Teil der Nacht waren sie damit beschäftigt, sich gegenseitig anzuschreien oder zu verspotten, im Wechsel zwischen Wutausbrüchen und gegenseitigen Anschuldigungen, zwischen vorwurfsvoller Verzweiflung und endgültiger Hoffnungslosigkeit. Am Ende landeten sie in getrennten Betten, ohne zur Ruhe zu kommen. Die Reaktionen der beiden wurden von Wunden angespornt, die sehr viel älter als ihre Beziehung waren. Keiner von beiden war in der Lage, seine eigene innere Verletzlichkeit zu zeigen. Sie waren beide immer noch damit beschäftigt, sich so gut sie konnten gegen etwaige neue Wunden zu schützen.

Die folgenden Tage waren immer schwierig durchzuhalten, und selbst ein Urlaub brachte nicht den überzeugenden Trost. Wer braucht überhaupt Liebe?

Kommt ihnen dieser Prozess bekannt vor? Oder passiert so was nur den Nachbarn? Vielleicht haben sie ihre eigene typische Version des Schmerzspiels? Es muss nicht unbedingt so aktiv und vom Sex angeheizt sein, um zwischen ihnen eine tiefe unterschwellige Kluft zu erzeugen.

Für viele Paare ist das Spiel an dieser Stelle zu Ende, sie haben aufgegeben und sich über die Jahre auseinandergelebt. Andere trennen sich, weil sie glauben, dass sie nicht zueinander passen. Einige treffen die Entscheidung, sich niemals wieder verletzen und enttäuschen zu lassen, und sorgen dafür, dass ihnen niemand je wieder so nahekommen kann. Sie machen das sehr gut, selbst wenn sie in der Beziehung bleiben. Es ist einfach, zu rationalisieren und zu sagen, dass es nun mal so in Beziehungen läuft, um sich bequem im Vertrauten niederzulassen. Solche Paare halten sich mit den Kindern oder ihren Jobs beschäftigt und akzeptieren die Kluft zwischen ihnen.

Sie können sich ihre eigene Liste machen, mit Sachen die ihre Lücke füllen: Fernseher, Computer, neue Projekte, Alkohol, Drogen, Affären – was immer hilft, dass nagende Gefühl von Verlust und Einsamkeit zu betäuben. Früher oder später wird eine intime Beziehung die Partner mit der Frage konfrontieren, was sie höher bewerten: Sicherheit oder das Risiko, zu lieben.

Es ist unmöglich, dieses Dilemma auszusöhnen, ohne sich der Kräfte bewusst zu werden, die unter der Oberfläche ihre Fäden ziehen. Sind die Partner nicht in der Lage, dieses Problem zu lösen, dann kann dies zu Widerständen auf anderen Ebenen der Psyche führen. Wir vermuten, dass Angst, Verspannung, Depression, Stress, Abhängigkeiten und Phobien nichts anderes sind als das Ergebnis unerkannter innerer Konflikte. Eine langandauernde Traurigkeit kann gegebenenfalls auch körperliche Symptome einer Krankheit hervorrufen.

Um das Bild zu verdeutlichen, müssen wir das Feld der Gefühle erforschen. Gefühle sind Thema vieler Vorträge und Bücher in der Welt der Psychologie. Um von unserer Beschäftigung mit der konfliktbeladenen Seite der Liebe zu profitieren, müssen wir ein paar überholte Tricks aus der Vergangenheit verlernen und neue Wege finden, wie wir mit unseren Emotionen leben können.

Ein Leben ohne Bedürfnisse und Gefühle

Als Kinder waren wir sensibel und leicht verletzbar und haben mehr oder weniger unter den Methoden der Menschen um uns herum gelitten. Selbst die aufmerksamsten und hingebunsvollsten Eltern geben ihren Kindern Grund, sich im Stich gelassen und betrogen zu fühlen. Es ist nicht zu vermeiden, da Eltern auch nur gewöhnliche und unperfekte Menschen sind. Zudem ist es für ein gesundes psychologisches Wachstum unerlässlich, einen gewissen Grad von Enttäuschung zu erfahren. Die Psychologen sprechen von „optimaler Frustration." Um bei Kindern (durch Enttäuschen von Bedürfnissen) die Toleranzschwelle zu erhöhen, müssen Bedürfnisse nicht *ständig*, aber *genügend* erfüllt werden, sodass ein anhaltender Schaden in der zerbrechlichen Psyche vermieden wird. Dabei sollte das Kind die ganze Zeit über das Gefühl haben, umsorgt zu sein. In früheren Generationen wurde sich häufig darüber hinweggesetzt, wenn man z.B. Babies in ihrem Bett schreien ließ, um sie nicht „zu verziehen". Es ist sicherlich nicht einfach, die Balance zu finden, wie alle Eltern bestätigen können.

Man kann davon ausgehen, dass den meisten von uns nicht erspart blieb, Frustrationen hinzunehmen, die über das tolerierbare Maß hinausgingen. Wenn wir ignoriert oder abgelenkt wurden, wann immer wir unseren Unmut kundtaten oder noch schlimmer bestraft, verspottet, vernachlässigt oder verlassen wurden, dann haben wir irgendwann daraus die Lehre gezogen, dass es besser ist, überhaupt keine bestimmten Gefühle oder Bedürfnisse zu haben. Das Problem ist nun, dass Gefühle nicht verschwinden, nur weil sie nicht erfüllt wurden, wir mussten sie verschwinden lassen. Die magischen Tricks, die dem Kind zur Verfügung stehen, heißen Unterdrückung und Abspaltung. Mit anderen Worten, gewisse Gefühle wurden in eine Kiste gepackt und das Ich in eine andere. Je häufiger und schwerwiegender die Frustration, desto stärker war die Magie.

Wenn wir versuchen in Worte zu fassen, was dem Kind während solcher Zauberkunststücke durch den Kopf gehen mag, dann würde es sich etwa wie folgt anhören: „Ich mag das nicht. Ich habe Angst und fühle mich nicht sicher. Ich bin ein bisschen wütend. Eigentlich bin ich sehr wütend, genauso wütend, wie ich erschrocken bin. Ich bin so wütend, ich könnte dich umbringen! Au weia, das ist gefährlich! Denn ohne dich kann ich nicht überleben und du bist sowieso stärker als ich. Dann töte ich lieber den lästigen Teil in mir. So ist es besser, magst du mich so? Na ja, zumindest bist du noch hier, wenn ich also richtig gut darin werde, wirst du mich so sehr mögen, dass du mir alles gibst was ich brauche. Eigentlich weiß ich gar nicht genau, was ich brauche, aber du weißt es. Also wirst du dich um mich kümmern, wenn ich mich anstrenge, so zu werden, wie du mich haben möchtest?“

Wenn Kinder die Kluft zwischen ihren Bedürfnissen und dem, was sie kriegen, spüren, dann liegt ihre einzig vorstellbare Hoffnung darin, ihre Eltern davon zu überzeugen, dass sie es wirklich verdienen. So lernen wir schon im Kindesalter, dass es wesentlich effektiver ist, den anderen zu manipulieren, als den eigenen Gefühlen zu trauen. Mit der Zeit, wenn sich soziale und kulturelle Normen über die Botschaften aus unserer Ursprungsfamilie gelegt haben, rückt die Bewusstheit über unsere ursprünglichen Bedürfnisse und Gefühle noch weiter in den Hintergrund. Abhängig von den Umständen, handelt es sich bei den lästigen Gefühlen und Eigenschaften um Wut, sexuelle Erregung, Verspieltheit, Durchsetzungsvermögen, Trauer, Angst, Ausgelassenheit, Freude, Stolz, Empfindsamkeit, Zuversicht, Vertrauen, Liebe, Sehnsucht nach Unabhängigkeit, Zugehörigkeit und das Bedürfnis nach Anerkennung und Beachtung. Alle Aspekte sind grundlegende Bestandteile einer erwachsenen Beziehung, aber wir haben sie abgelehnt; sie gehören nicht zu dem Selbst, mit dem wir uns identifiziert haben.

Aber unsere Fähigkeit, intim und leidenschaftlich zu sein, ist dadurch erheblich eingeschränkt, denn wie gesagt gehören all diese Aspekte zur Grundausstattung einer erwachsenen Beziehung. Und so rennen wir in unserer „Lehrzeit als Liebhaber" direkt in Enttäuschung und Frustration.

Der große Wachmacher namens Enttäuschung

Wenn wir nun in unseren erwachsenen Beziehung von der Enttäuschung eingeholt werden, stehen wir vor einem Problem. Das Verliebtsein hat die Kiste aufgemacht, in der wir alle abgelehnten Sehnsüchte und Hoffnungen zusammen mit unserer Wut und Angst verstaut hatten. Jetzt wo sich die unbewussten Kontrollmechanismen etwas gelockert haben und wir den Deckel nicht mehr zuhalten können, melden sie sich zurück. Sie sollen es auch! Wenn wir nicht dazu gezwungen werden, lang unterdrückte Wut und Angst wieder in unser Bewusstsein zu holen, dann würden wir in unreifen Erwartungen stecken bleiben, die den anderen manipulieren.

Auf diese Weise trickst uns die Liebe also in die Wiederbelebung all unserer tiefsten Hoffnungen und Ängste, und obwohl es sich gefährlich anfühlt dies zu tun, werden wir letztendlich dafür belohnt, wenn wir der Aufforderung folgen. Jetzt gibt es eine neue Chance, eine, die riskant ist: Sie schlägt vor, nicht mehr dem inneren Kind das Ruder im Leben zu überlassen, sondern eine erwachsene Haltung einzunehmen – selbst wenn dies schwierig sein sollte und uns verletzlich macht.

Die Unabhängigkeit oder die Liebe verraten?

Wenn wir erwachsen sind und eigene Entscheidungen treffen betreten wir eine neue Ebene der Selbstachtung. Geben wir einer anderen Person die Verantwortung für unser Wohlergehen, betrügen wir unsere Unabhängigkeit. Beenden wir eine Beziehung dann deshalb, weil sie grad keinen Spaß mehr macht, betrügen wir auch unser Herz und damit unsere Hoffnung, geliebt zu werden und lieben zu lernen. Natürlich ist es nicht leicht, die Verantwortung für uns zu übernehmen. Wo also damit beginnen?

Der erste Schritt besteht darin, die Falle zu erkennen, die wir aufhalten, um zu vermeiden Verantwortung zu übernehmen. Bevor wir nicht wissen, wo wir sind, ist es schwierig zu entscheiden, wo es langeht. Es gibt ein hilfreiches Modell, um den Selbstbetrug zu erkennen, das häufig von Therapeuten benutzt wird, man nennt es das „Drama-Dreieck" oder das „Opfer-Retter-Verfolger-Syndrom". Als Landkarte für das Kräftespiel der Co-Abhängigkeit bietet es eine Sichtweise, die sich auf alle Beziehungsprobleme anwenden lässt. Das Modell zeigt, dass Partner sich leicht in ungesunden Beziehungsmustern verlieren, in denen sie mit wechselnden Rollen einen bestimmten Beziehungsstil ausagieren.

Wir finden dieses Modell sehr nützlich, weil es auf relativ einfache Weise die komplizierten Rollenwechsel einer Beziehung zeigt, in der sich niemals etwas ändert.

Das Drama-Dreieck

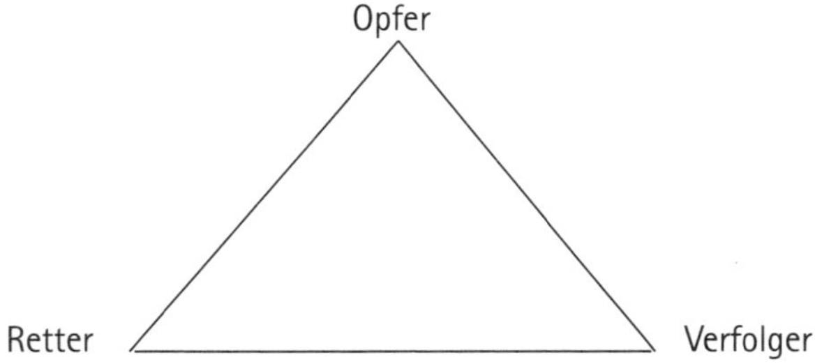

Seine Form ähnelt dem Ödipalen Dreieck, Mutter-Vater-Kind.

Das Ödipale Dreieck

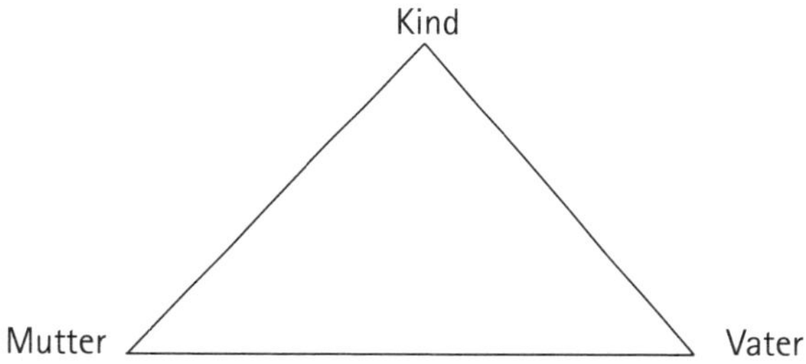

Abhängig von den Erfahrungen in unserem Ursprungsdreieck, ziehen wir eine Position den anderen vor bzw. sind wir stärker mit einer bestimmten Rolle als mit deren Alternative identifiziert. Viele von uns haben es wahrscheinlich schon herausgefunden, wie wir uns für eine bestimmte Rolle entscheiden, wenn die Situation in unseren Beziehungen brenzlig wird.

Die im Drama-Dreieck beschriebenen Dynamiken treten in Stresssituationen automatisch in Kraft, und wir brauchen viel Energie für die unzähligen Variationen eines Themas. Der faszinierende Aspekt dieses lästigen Dreiecks ist die Kreativität, die es in uns anregen kann. Hier nun einige Szenarien. Schauen sie selbst, ob ihnen diese Beispiele irgendwie bekannt vorkommen.

Der Retter

Stellen wir uns vor, dass in ihrer Kindheit die Bedürfnisse anderer immer wichtiger waren als ihre eigenen, sodass sie schnell merkten, dass es nicht gut ist abhängig zu sein und Bedürfnisse zu haben. Dieser andere kann ein Geschwisterkind oder einer der Eltern gewesen sein, der nicht in der Lage war, mit seinen körperlichen oder emotionalen Behinderungen umzugehen oder seine selbstsüchtigen Verhaltensweisen im Zaum zu halten.

Vielleicht waren ihre Eltern unglücklich miteinander, und daraus entstand eine Atmosphäre, in der sie sich für deren Unglücklichsein verantwortlich fühlten. Alle Kinder möchten, dass ihre Eltern glücklich sind, und würden fast alles tun, um dies zu erreichen. Unter diesen widrigen Umständen lernten sie, nicht zu erwarten, dass andere für sie sorgten oder sie unterstützten. Sie mussten ein frühreifer kleiner Erwachsener werden, der eher einem Erwachsenen glich als einem Kind. Das haben sie wahrscheinlich sehr gut hingekriegt!

Dies hat ihr grundlegendes Beziehungsmuster geprägt. Sie sind es gewöhnt, Liebe und Fürsorge zu geben, deshalb werden sie als Erwachsener sich eher mit einem Partner zusammentun, der nicht so gut darin ist, zu lieben, und dessen Verhalten eher das eines Opfers sein wird. Ein solcher Partner wird ihnen genügend Möglichkeiten anbieten, seiner abhängigen, empfindsamen Seite mit Hingabe zu dienen – ein für sie naheliegender Weg, um Liebe und Zuneigung zu zeigen.

Wenn die Rolle des Retters ihnen entspricht, dann ist es auch wahrscheinlich, dass der Teil von ihnen, der daran gewöhnt ist nie zu bekommen, was er braucht, bei Beziehungsproblemen versucht den Status Quo zu erhalten und zu retten was zu retten ist, ohne sich um die eigenen Bedürfnisse oder Grenzen zu kümmern. Ihr Partner wird das für selbstverständlich halten und von ihnen erwarten, dass sie mit jeder Situation fertig werden. Auf lange Sicht wird dieses Verhalten sie erschöpfen und mit einem Gefühl der Leere zurücklassen.

Es wird noch komplizierter, weil sie nicht nach dem fragen können, was sie brauchen, wenn sie überhaupt wissen, was es ist. Es ist bestimmt nicht einfach für sie, sich einzugestehen, dass sie erschöpft sind und dass sie sich danach sehnen, auch einmal versorgt zu werden. Schließlich kommt ihr Wunsch, die Bedürfnisse ihres Partners zu erfüllen, aus dem geheimen Glauben, dass ihre Bedürfnisse ja auch erfüllt werden, wenn sie dem anderen das geben, was sie selbst am liebsten hätten. Und so haben sie unwissentlich auf ihre eigenen Bedürfnisse verzichtet. Ob sie es zugeben oder nicht, früher oder später werden sie voller Verbitterung sein, die sich auch als Depression oder Krankheit äußern kann, wenn sie sich nicht darum kümmern. In der Zwischenzeit verwandeln sie sich in einen unterdrückten Märtyrer oder ein nörgelndes Monster oder in einen sarkastischen Raushalter.

Ein weitere Variante wäre, dass sie sich eine Beziehung suchen, in der *sie* umsorgt werden, um dann festzustellen, dass ihr Partner sich ganz stark von dem Retter in ihnen angezogen fühlte. Und da sie nun nicht länger in der Rolle des Gebenden sind, werden sie als zurückhaltend wahrgenommen und finden sich in der Rolle der verfolgten Person. Egal welche Route sie einschlagen, sie werden sich in Verhaltensmustern gefangen fühlen, die nicht nur ihre Sensibilität und ihre Sehnsucht nach Liebe verraten, sondern auch ihre eigentliche Stärke und Kompetenz.

Das Opfer

Während die Retter zu kleinen Erwachsenen werden mussten, haben die Menschen mit der Neigung zur Opferhaltung gelernt, dass es besser ist, abhängig und bedürftig zu erscheinen, wenn man den anderen in seiner fürsorglichen Haltung bestärken will. Es gibt unendlich viele Familiensituationen, die eine Opferrolle hervorrufen können. Grundsätzlich waren die Eltern entweder vernachlässigend oder äußerst streng, manchmal auf sehr unterschwellige Art und Weise.

Das Streben des Kindes nach Unabhängigkeit oder Selbstbehauptung, erst recht seine Wutausbrüche, wurden mit Missbilligung bedacht, und bedrohten so die Hoffnung des Kindes, geliebt zu werden. Das kann bis zur emotionalen Erpressung gehen.

Vielleicht hat ein Elternteil dem Kind Schuldgefühle eingeimpft, weil das Kind sie / ihn nicht länger brauchte. Bei einem Einzelkind lag der Anreiz z.B. darin, für die Eltern etwas ganz Besonderes zu werden. So ein Kind kann nach seinen eigenen Regeln nur gewinnen, indem es versagt. Eine subtile Version dieses Spiels ist es, dem Kind viel Selbstständigkeit zuzugestehen, ohne seine Grenzen zu bedenken und so sein Versagen und seine Rückkehr zur Abhängigkeit vorzuprogrammieren: „Siehst du, du brauchst mich doch“, lautet die Botschaft

Wurden sie nur geliebt, wenn sie ihre Verletzlichkeit verbargen, dann haben sie bestimmt nicht gelernt, wie man mit Bedürfnissen und Gefühlen umgeht. Vielleicht sind sie gerne emotional und so bedürftig, dass es ihnen oft selbst zu viel ist. Oder das Gegenteil: Sie leiten ihre Gefühle in irgendeine Sucht. Ihre Ausgangsposition heißt: „Ich Arme/r.“ Sie suchen eine Liebe die dem anderen die Verantwortung dafür überlässt. Höchstwahrscheinlich ist ihr Liebster ein Retter, der ja gelernt hat, seine eigenen Bedürfnisse aufzugeben.

Die Strategie ihres Partners, keine Gefühle oder Bedürfnisse zu haben, und ihre, keine Verantwortung zu übernehmen, bilden ein perfektes Paar. Natürlich nur solange ihr Partner seine Retterposition beibehält! Spätestens wenn er zu der Überzeugung kommt, dass sie niemals erwachsen werden und er sich als ihr Opfer fühlt, werden die Funken fliegen.

Sollte ihr Partner wiederum eher zur Verfolgerrolle tendieren, dann kann es wirklich wehtun. Der Preis für die kindliche Rolle ist also hoch. Es gibt keine Chance zur Selbstentfaltung, denn dies würde das Ende der Abhängigkeit bedeuten, und somit auch das Ende ihrer „Liebenswürdigkeit". Da ihre einzige erlaubte Machtquelle ihre Fähigkeit ist, andere zu manipulieren, besteht das Risiko, früher oder später selbst zum Verfolger zu werden – dann sind sie hinter sich selbst her, und hinter allen, die sie lieben.

Der Verfolger

Der Schlüssel zum Verständnis des Verfolgers liegt darin, dass sich für gewöhnlich ein Opfer hinter dieser Beziehungsstrategie versteckt. Wie das Opfer, so wurde auch der Verfolger höchstwahrscheinlich vernachlässigt oder zu sehr abhängig gemacht. Dem Kind wurde nie erlaubt, stark zu sein. Aber das Verbot Bedürfnisse zu haben und das Rollenmodell des mächtigen gefühllosen Erwachsenen, wird die Entwicklung einer verschlossenen und einer scheinbar selbstgenügsamen Persönlichkeit begünstigt haben.

Mit den Charaktereigenschaften der ersten beiden Typen kann man sich leicht identifizieren, den Verfolger in sich anzunehmen, ist viel schwieriger. Nicht zuletzt, weil es etwas Liebenswertes hat, wenn jemand anderen helfen will. Und ein Mensch der leidet, löst bei anderen immer eine gewisse Fürsorge aus, auch wenn es noch so lästig ist. Aber keiner von uns möchte als Verfolger erkannt werden.

Verfolger sind nicht immer laut und wütend oder offen gewalttätig, auch wenn sie so sein können. Häufiger kommt es vor, dass sie kleine fiese Bemerkungen machen, in aller Unschuld Grausamkeiten von sich geben. Oder sie unterminieren ständig jeden, der sich verletztlich zeigt oder liebevolle Gefühle ausdrückt. Sie sind Meister der wohldosierten Folter und so gut darin, dass keine ihrer Bemerkungen oder Taten die wachsende Verzweiflung des Partners rechtfertigt.

Wenn man sie darauf anspricht, beschweren sie sich darüber, dass *sie* verfolgst werden – sie haben es, ganz ehrlich, nicht so gemeint, alles war nur ein Witz! Partner, die als Opfer mit einem Verfolger zusammen sind, haben häufig das Gefühl, verrückt zu werden. Seine Bemerkungen und sein Verhalten kann Angst, Misstrauen und Schmerz verursachen, wenn sie nicht hinterfragt werden; sie kann den anderen wirklich gefährden.

Verfolger fühlen sich zu Rettern *und* Opfern hingezogen, und sie wissen genau, wie man mit Menschen, die sich beschweren, umgeht. Beschuldigungen werden garantiert mit einer ausgefeilten Verteidigungstrategie begegnet. Schließlich müssen sie sich mit dem „unmöglichen, nutzlosen und überempfindlichen anderen" herumschlagen! Das Problem ist, dass Verfolger sich nicht vorstellen können, dass sie anderen Schaden zufügen. Sie haben eher die Tendenz, sich als das ewige Opfer wahrzunehmen und manchmal auch als gepeinigter Retter, und manchmal als beides zugleich. Es liegt eine gewisse Wahrheit darin, denn hinter jedem Rüpel versteckt sich eine verängstigte Seele. Insgeheim erfahren sich Verfolger also als machtlos und hilflos.

Wenn sie zu dieser Einstellung neigen, dann haben sie vielleicht ursprünglich die Idee gehabt, dass die Identifizierung mit Stärke ihre einzige Möglichkeit war, in der Auseinandersetzung mit einem tyrannischen Elternteil nicht zerstört zu werden oder von einem überwältigenden sozialen Druck, wenn sie früh ihr Zuhause verloren haben. Sie wurden dazu erzogen, eine unabhängige und rationale Persönlichkeit zu werden. Situationen, die Irrationalität, Empfindsamkeit, Sensibilität oder Liebe mit sich bringen, untergraben ihre emotionale Stabilität. Ihre Prägung, wie sie Liebesbeziehungen sehen, ist durchdrungen von Angst und Misstrauen, und sie beschützen ihr sehnsuchtsvolles Herz mit Stacheldraht. Um das Image einer mächtigen Person, die alles unter Kontrolle hat, zu halten – anderen nicht ausgeliefert zu sein –, übertragen sie das Muster desjenigen, unter dessen Empfindsamkeit und Sensibilität sie als Kind gelitten haben. Trotz alledem sind sie sehr gut darin, immer zu bekommen, was sie wollen. Mit der Zeit fühlt sich die Person, die sie liebt, noch machtloser und hilfloser, als sie selbst, und so können sie sich der Illusion hingeben, eine kompetente oder fürsorgliche Person zu sein, die sich für das Wohl der anderen aufopfert.

Ein Mensch, der die Opferrolle gut beherrscht, wird also für sie der perfekte Partner sein, um ihre Tarnung aufrechtzuerhalten. Wenn sie mit einem Retter zusammen sind, dann wird ihr selbstsicheres Verhalten ihn wahrscheinlich angezogen haben, denn sie wären endlich jemand, für den er nicht sorgen müsste. Aber wie es sich für einen guten Retter gehört, irgendwann wird er ihre Verzweiflung entdeckt haben und seine glänzende Rüstung anlegen, um sie vor sich selbst zu retten. Vermutlich werden sie sehr viel Energie darauf verwenden, dagegen anzukämpfen, denn einzugestehen, dass man gerettet werden möchte, würde ihr tiefstes Geheimnis verraten. Getrieben von der Sehnsucht, von ihnen geliebt zu werden, konzentriert der Retter all seine Zeit und Energie auf sie. Beim ständigen Versuch, zu erraten was ihnen gefallen könnte, lebt er für die raren Einblicke in das süße Licht, das ihrem verschlossenen Herzen entweicht.

Nach einigen Jahren wird der Retter dazu übergehen, sich zu beschweren und zu betteln, aber das gibt ihnen noch mehr Freiraum, um ihre unschuldige Überlegenheit und Geduld zur Schau zu stellen, die sie im Umgang mit dieser mitleiderregenden Kreatur aufbringen. Wenn der Partner bei ihnen bleibt, dann haben sie ihre ganze Hilflosigkeit und Empfindsamkeit, mit der sie nicht umzugehen wissen, geschickt bei ihm untergebracht. Ihre unbewusste Absicht, den Partner noch hilfloser zu machen, als sie es sind, ist durchführbar, aber sobald dies erreicht ist, werden sie nicht länger an der Beziehung interessiert sein. Die offensichtliche Schwäche und Hilflosigkeit des Partners könnte sie auch in Angst versetzen. Wenn sie schließlich erfolgreich ihren Partner in ein Opfer verwandelt haben, sehnen sie sich vielleicht nach jemandem, der ihnen das Wasser reichen kann. Aber wenn sie eine neue Beziehung eingehen, müssen sie wieder ganz von vorn anfangen und den Partner dazu anhalten, ihre empfindsame Seite zu tragen und auszudrücken. Wenn sie in der Beziehung bleiben, dann werden sie tagtäglich an ihren Selbstbetrug erinnert – sie sitzen in ihrer eigenen Falle.

Wenn ihr Retter aus seiner Trance erwacht, werden sie seinen Vorwurf spüren, und wenn sie sich hilflos fühlen, möchten sie sich trennen, um ihren Retter wieder zum Opfer zu machen. Wenn der Retter aber entschieden genug ist, wird er sie zu seinem Projekt machen. Jetzt verlangt er von ihnen, an sich zu arbeiten, sodass sie ihre lang verlorene Verletzbarkeit wiederentdecken und ihre Liebesfähigkeit entwickeln. In diesem Fall werden sie wahrscheinlich das Gefühl bekommen, nicht schnell genug lernen zu können für diesen Geliebten, der nun zu *ihrem* Verfolger geworden ist.

Der Tanz auf dem Dreieck

Bei den obigen Ausführungen haben sie vielleicht festgestellt, wie die einzelnen Rollen sich aufeinander abstimmen. Mit der Zeit werden sich Retter entweder in Opfer oder Täter verwandeln, es besteht keine andere Wahl, denn dies ist eine kompensierte Rolle. Tief in ihrem Innern sind sie Opfer, denn sie wissen nicht, wie sie ihren eigenen Bedürfnissen den Vorrang geben können. Die Macht des Opfers, die darin besteht, anderen Schuldgefühle oder Verantwortung zuzuschieben, erinnert an den Verfolger; während eine Person, die stark in der Verfolgerrolle verankert ist, oft wie eine Verbindung aus Opfer und Retter erscheint. Die Verfolgereigenschaften beruhen auf der Unfähigkeit, sich um sich selbst zu kümmern. Das Bedürfnis, nicht wie ein Opfer zu erscheinen, sondern wie jemand, der ständig die Kontrolle behält, deutet darauf hin, dass sie immerzu damit beschäftigt sind, sich selbst zu retten. So geht es immer weiter.

Diese Rollen bedeuten nicht, dass wir keine echte Fürsorge oder Leid empfinden können, noch sprechen sie uns die Fähigkeit ab, Verantwortung für unser Leben zu übernehmen. Aber sie bedeuten, dass wir in manchen Situationen all unsere emotionalen Ressourcen benötigen, um uns *zu schützen* oder den anderen zu *kontrollieren*. Eine Beziehung kann dafür viele Möglichkeiten anbieten, aber sie wird das Paar nicht zu mehr Intimität verhelfen. Es ist ein Spiel, das endlos weitergespielt werden kann, genau wie das „Komm-her-geh-weg-Spiel" oder die Bindungsmuster. Der einzige Ausweg besteht darin, zum Kern der Sache vorzudringen.

Der erste Schritt in diese Richtung ist, zu erkennen wie sehr wir unseren Geliebten verletzen. Dies bedeutet auch, dass wir die unterdrückten Gefühle der Vergangenheit erkennen und ein Verständnis davon bekommen, wie wir unsere kompensierten Selbstbilder konstruiert haben, und ebenso anzuerkennen, zu welchen Rollen wir tendieren, um den anderen zu manipulieren, weil wir glauben, dass andernfalls unsere Bedürfnisse niemals erfüllt werden. Die heikle Balance zwischen Macht und Empfindsamkeit muss neu überdacht werden.

Es mag unmöglich erscheinen, eine Versöhnung zwischen Stärke und Verletzlichkeit herzustellen, wenn wir jedoch ernsthaftes Interesse daran haben, eine intime erwachsene Beziehung zu führen, dann ist diese Versöhnung absolut notwendig.

III Im Sumpf des Paradieses

9. Vive la Difference!

Als sie das Knirschen der Autoreifen auf dem Kiesweg hörten, stießen beide innerlich einen Seufzer der Erleichterung aus. Sie waren beide gleichermaßen froh, nicht mehr allein zu sein, aber darüber sprachen sie nicht, es hätte lieblos ausgesehen. Sie bewegten sich langsam auf ihre Gäste zu, als diese lächelnd aus dem Auto stiegen und sich nach der langen Reise streckten.

„Toll, das ist großartig hier!", sagte der männliche Besucher, als er sich umsah und seine Gastgeberin in die Arme nahm und küsste.

„Soll ich dir alles zeigen? Oder möchtest du zuerst etwas trinken, du bist bestimmt müde nach all der Fahrerei?," bot sie an.

„Nein, lass uns zuerst alles anschauen, meinst du nicht auch, Liebling?", antwortete er und drehte sich nach seiner Frau um. „Ihr habt einen wunderschönen Platz und ich kann es gar nicht erwarten, mir alles anzuschauen."

Also machten sich alle vier auf in den Garten des Ferienhäuschens, vorbei an den Rosenbeeten und über den kleinen Bach, von wo aus man das Dorf überschauen konnte, das auf altmodische Weise wunderschön zusammengedrängt vor ihnen lag.

Sie hatten schon einige Wochen hier verbracht und hatten sonst keine weiteren Menschen gesehen. Also war die Ankunft ihrer Freunde zu Beginn der letzten Ferienwoche ein großes Ereignis. Ihre Arbeit war in weite Ferne gerückt, in ein anderes Leben. Auf eine seltsame Art vermissten sie beide ihr Berufsleben. Es war definitiv nicht die Arbeit selbst, denn beide genossen den Frieden auf dem Lande sehr, aber irgendetwas fehlte.

„Es ist gut, dich zu sehen", sagte der männliche Gastgeber zu seinem Freund; er meinte es auch so, ohne genau zu wissen, warum oder wie das Gespräch nun weiter verlaufen könnte. Aber er spürte, dass die gerade angekommene zusätzliche Dosis männlicher Energie eine starke Wirkung auf ihn hatte. Also gingen sie, ohne sich groß zu unterhalten, ein paar Schritte hinter den Frauen her, die bereits angeregt miteinander plauderten, ohne dabei die Umgebung wahrzunehmen – so kam es ihm jedenfalls vor.

Als sie ihre Tour beendet hatten, standen sie alle vier zusammen im Hof und sahen sich an. Irgendwie hatten sich ihre Gesichter entspannt. Sie sahen zufriedener aus.

„Lasst uns etwas trinken", sagte er, während er seinen Arm liebevoll um seine Frau legte.

„Und etwas essen", fügte sie hinzu, als sie seine Umarmung erwiderte und ihre Gäste anstrahlte. „Ihr seid bestimmt hungrig."

Das Problem der Gegensätze

Verschiedenheit ist ein schwieriges Thema für Menschen. Die Fähigkeit ein Paradox zu verstehen und Unterschiede in Einklang zu bringen, ist eine anspruchsvolle Leistung des menschlichen Geistes. Sie ist umso mehr eine Kunst, die wir erlernen sollten, wenn wir mit der globalen sozialen Unterdrückung, den Sündenböcken, den Kriegen und ethnischen Säuberungen aufhören wollen.

Nirgendwo sonst ist das Thema der Verschiedenheit unmittelbarer und offensichtlicher als in unseren privaten Beziehungen. Bis jetzt haben wir gesehen, wie Paare mit einem Traum von bedingungsloser Liebe beginnen, um dann durch die Erkenntnis der Unterschiede unsanft daraus geweckt zu werden. Sie geraten in die Fallen von Bindungsmustern, Projektionen und Spiegeltänzen, während sie mit den Aspekten der Andersartigkeit kämpfen, für die sie keine erträgliche Balance finden können.

Wann immer wir Verschiedenheit erfahren, die wir nicht in Einklang bringen können, schaffen wir Distanz. Dies wirft uns in ein Energiefeld, in dem unsere Identität bedroht wird. Wenn es darum geht, zwischen „meinem Leben" und „dieser Beziehung" zu wählen, dann wird die Beziehung vielleicht nicht überleben. Häufig rechtfertigen wir: ‚Kein Mensch ist es wert, diese Hölle zu ertragen – ich bin weg.' Sind wir ängstlicher, bevorzugen wir eine andere Alternative, wir kehren alles unter den Teppich und überlassen es der nächsten Generation, das zu klären.

Bis jetzt haben wir erkannt, dass die Hauptprobleme in Beziehungen sich um das Spannungsfeld zwischen Getrenntsein und Zusammensein drehen, um die Polarisierung von Stärke und Verletzlichkeit und um die verleugneten Teile unserer inneren Familie. Es ist uns bewusst geworden, dass all unsere alten Vorstellungen, unsere unbewussten Begrenzungen und Eigenschaften und unsere Träume vom perfekten Partner davon betroffen sind. Paradoxerweise weisen uns diese Konflikte auf die Kompromisse hin, die wir in der Vergangenheit im Dienste der Sicherheit gemacht haben, ebenso auf alle ungelösten Themen unserer Ursprungsfamilien.

Aber jetzt kommen wir zur dritten großen Kategorie: den Polarisierungen, die nicht persönlich, sondern archetypisch beziehungsweise universal sind. Es ist der Unterschied der Geschlechter, der grundsätzlichen Gleichung bei Mann-Frau-Beziehungen.

Geschlechterpsychologie und Imagination

Ein Sprichwort der nordamerikanischen Indianer lautet: „Alles wird aus der Frau geboren." In den fünfziger Jahren machte Professor Alfred Jost in seinem Labor eine brisante Entdeckung: „Die natürliche Form des Menschen ist die weibliche; die männliche Form ist das Resultat eines Eingriffs in die „natürliche" weibliche Entwicklung."[1]

Innerhalb der menschlichen Gebärmutter trägt jedes Ei immer ein bestimmtes Chromosom, auch bekannt als das X-Chromosom. Wenn ein Ei vom Sperma befruchtet wird, das ebenfalls ein X-Chromosom enthält, dann entsteht daraus ein weiblicher Fötus, ein sogenanntes Doppel-X. Bevor sie geboren wird, hat dieses kleine Mädchen bereits eine gewisse Vollendung erreicht, denn in ihren Eierstöcken befinden sich all die Eier, die sie jemals in ihrem Leben brauchen wird. Um aber einen männlichen Fötus zu erschaffen, müssen erst eine Reihe von provisorischen Manövern vorangehen. Wenn ein Sperma mit einem Y-Chromosom das Ei befruchtet, dann wird möglicherweise, wenn alles nach Plan verläuft, daraus ein männlicher Fötus – ein XY.

Es braucht also eine Veränderung des „natürlichen" Verlaufs, dass ein Mann daraus wird. Während der ersten Tage der Entwicklung, tief im Inneren der Gebärmutter, wächst der Fötus unerbittlich als weiblich heran. Wenn ein Y-Chromosom dabei ist, dann werden die Keimdrüsen nach ein paar Wochen darüber informiert, dass aus ihnen Hoden werden. Der Fötus muss nun Hunderte von Hormonen produzieren, um die männliche Form zu finden und nicht als weiblicher Fötus weiterzuwachsen, was dem natürlichen Ablauf entsprechen würde; sonst würde es seine männlichen Merkmale verlieren und zur weiblichen Form zurückkehren. Die erste Aktion des berühmten Hormons Testosteron besteht darin, die Weiblichkeit zu bekämpfen.

Diese außergewöhnliche Geschichte von der Entstehung

unseres Lebens führt uns zu der Annahme, dass der männliche Fötus wahrscheinlich erschöpft und voller Misstrauen gegenüber dem weiblichen zur Welt kommt. Wir wissen nicht, ob er sich schon zu diesem Zeitpunkt selbst bemitleidet. Können wir die charakteristische männliche Ruhelosigkeit wohlmöglich auf sein Leben in der Gebärmutter zurückführen? Sobald er geboren wurde, sucht er Trost in den Armen der Mutter, so wie er es aller Wahrscheinlichkeit nach in der einen oder anderen Weise sein ganzes Leben hindurch tun wird. Aber es kommen noch weitere Probleme auf ihn zu: Sobald er seine geistigen und körperlichen Fähigkeiten genug entwickelt hat, um mit dem Dilemma von Gleichheit und Andersartigkeit umgehen zu können, erwartet ihn ein großer Schock.

Sobald Mädchen und Jungen ihre Geschlechtsreife erlangen, machen sie unterschiedliche Erfahrungen, wenn sie erkennen, dass sie sich von der Mutter unterscheiden oder ihrer ähnlich sind. Für einen Jungen ist die Erfahrung anders zu sein als die Mutter ein wichtiger, prägender Schritt. Dieser Prozess ist von den Eheforschern Liam Hudson und Bernadine Jacot untersucht worden. Sie folgen dabei dem Psychoanalytiker Greenson und stellen die These auf, dass Jungs, um ihrem Bedürfnis nach Identität gerecht zu werden, sich von ihrer Mutter abwenden und ihren Vater finden müssen.[2] Sie müssen eine psychologische Trennung von der Mutter vollziehen und eine Gegenidentität mit dem gleichgeschlechtlichen Elternteil aufbauen. Wenn kein Vater da ist, er körperlich oder energetisch abwesend ist oder wenn er dem Jungen kein befriedigendes Rollenmodell anbieten kann, weil er z.B. gewalttätig ist, dann hängt der Junge in der Luft in Bezug auf seine geschlechtsspezifische Identität. Hudson und Jacot behaupten, dass diese frühe Erfahrung der Unterschiedlichkeit und das Bedürfnis nach einer Gegenidentität zu einem anhaltenden Gefühl der Verwirrung führen kann, und eine grundlegende existenzielle Wunde erzeugt, die sie „die männliche Wunde“ nennen.[3]

Auf der anderen Seite macht das Mädchen die Erfahrung, dass sie genauso *ist* wie ihre Mutter. Dies ist ihr Problem. Sie wird sich dem Vater zuwenden, um ihre frühesten Beziehungsbedürfnisse zu befriedigen, aber die Gleichheit mit der Mutter kann zur Folge haben, dass die Entwicklung eines gesunden Selbstwertgefühls verhindert wird. Häufig haben wir von erwachsenen Frauen in der Therapie gehört, dass sie ihr Leben mit einem Gefühl der Nichtexistenz verbracht haben. Dies mag für den männlichen Therapeuten schockierend sein, da er dieses Thema in seinem Inneren wahrscheinlich nicht kennt. Frauen haben nicht dieselben Wunden wie Männer, noch dieselbe existenzielle Reise vor sich. Sie haben ihre eigenen Wunden und ihren eigenen Individuationsprozess, mit dem sie umgehen müssen.

„Die weibliche Wunde“ der Tochter hat dem Anschein nach mehr damit zu tun, seelischen Abstand von der Mutter zu bekommen und das Gefühl einer auf Unabhängigkeit begründeten Existenz. Dies gründet auf der Tatsache, dass sie dafür häufig zum Vater schauen muss, denn mit dem eigenen Geschlecht sind selten sozialpolitische Assoziationen von Stärke möglich. Um alles noch komplizierter zu machen, hat die Tochter nicht gerade den Eindruck ein Wesen mit Selbstwert zu sein, wenn die Mutter ihr die weibliche Wunde überträgt.

Hudson und Jacot vertreten die Ansicht, dass diese Gleichheits- und Unterschiedserfahrungen sich auf die imaginären Fähigkeiten von Mann und Frau auswirken. Mit Imagination bezeichnen sie die zentrale Funktion des Geistes, die alle Denk- und Handlungsweisen beeinflusst. Sie behaupten, dass der Effekt beider Wunden, der männlichen und weiblichen, mehr oder weniger stark ausgeprägte Denk- und Handlungsschemata erschaffen sollen. In Stresssituationen oder in Zeiten, in denen Individuen sich ihrer Handlungen nicht bewusst werden wollen, werden diese Tendenzen verstärkt und können auch krankhaft werden.

Beim Mann überwiegt dann eine gewisse Gefühllosigkeit in Bezug auf andere, sowie Eigennutz und Misstrauen dem anderen Geschlecht gegenüber, als auch ein Gefühl der Stärke, einer Tendenz andere Menschen wie Sachen zu behandeln und zur gleichen Zeit Dinge, Ideale oder Technik zu personifizieren. Wenn man dieser Argumentation folgt, dann hat ein Großteil der männlichen Tendenz, zu handeln und zu denken, weniger mit den entwicklungsgeschichtlichen Antrieben zu tun (der Mann als Jäger), sondern mehr mit dem in Kapitel 6 vorgestellten Modell von der „Entwicklung der eigenen Unabhängigkeit auf Kosten des Zugehörigkeitsbedürfnisses". Verständlicherweise ist die klassische männliche Denkweise dann von einem Gefühl der Distanz und des Getrenntseins überschattet. Diese Sicht der Dinge macht Abgrenzung zu etwas Natürlichem und Beziehungen zu etwas Schwierigem.

Bis hierher sind die Resultate dieser Untersuchung nicht weit von den bereits bekannten Schlussfolgerungen entfernt: Männer haben keine natürliche Begabung für Beziehungen, das ist etwas, das sie lernen müssen! Auf der anderen Seite muss das Mädchen, das durch die Ähnlichkeit mit der Mutter geprägt wurde, sich ein wenig Abstand von ihr erkämpfen, häufig genug in einer Atmosphäre der Rivalität. Wenn die Mutter aufgrund ihres unzufriedenen Lebens die Tochter beneidet, dann wird die Situation für das Mädchen noch bedrohlicher, wenn es um die eigene Selbstständigkeit geht.

Darüber hinaus ist die weibliche Psyche aufgrund ihrer Fähigkeit, sich auf den anderen einstimmen zu können, basierend auf der angeborenen Fähigkeit, ein anderes Wesen gebären und nähren zu können, dazu prädestiniert, Grenzen zu überschreiten. Die imaginäre Welt einer Frau ist vorwiegend subjektiv, sie ist das Gegenteil von „distanziert", man könnte sie fast als „überfüllt" bezeichnen. Manchmal ist es schwierig festzustellen, welche Gefühle zu wem gehören.

Die weitergehende Geschlechtersymbiose mit der Mutter erzeugt eine gewisse Ambivalenz. Obwohl sie ein genaues Gefühl für die Nuancen menschlicher Empfindlichkeiten und Beziehungen haben, folgt laut Hudson und Jacot daraus: „dass sich Mädchen höchstwahrscheinlich mehr mit Themen von Verantwortung und Schuldzuweisung beschäftigen als ihre Brüder. Da sie ihre Wut nicht gegen ihre Mutter richten kann, ohne dabei ihre eigene Identität zu bedrohen, wird dieses Gefühl im kleinen Mädchen sich auch in Depression verwandeln."[4] Oder, wie es die feministische Psychoanalytikerin Christiane Olivier ausdrückt, wird es sich über den Körper ausdrücken und zu Essstörungen führen. Wir erleben dies heute in einem großen Ausmaß, unterstützt durch das gnadenlose Konsumdenken der Modewelt.[5]

Wenn diese Analyse stimmt, dann haben wir eine Erklärung der geschlechtsspezifischen Verschiedenheit, die nicht nur von der Kultur bestimmt ist.

Die Gleichheit im Unterschied

In der westlichen Welt erleben wir seit einiger Zeit eine Bewegung weg von den geschlechtspezifischen Unterschieden und hin zur Gleichmacherei. Dies kann als eine historische Reaktion auf die politische Benachteiligung vieler Gruppen, z.B. in Bezug auf Geschlecht, Rasse und gesellschaftlicher Stellung gesehen werden. Die sogenannte Frauenbewegung war ein frischer Wind, der die Vorstellungen der vorangegangenen zweihundert Jahre ziemlich aufgewirbelt hat. Der Feminismus hat noch viel Arbeit vor sich, was die Befreiung der Frauen von sozialer Benachteiligung und ihrer Unterdrückung weltweit angeht, aber er hat unsere Sichtweise, die Ungleichheiten zwischen den Geschlechtern als Norm zu betrachten, radikal verändert.

Als Nächstes machten die Sozialwissenschaften deutlich, wie unsere Sprache, unsere unbewussten Erwartungen und kulturellen Einstellungen ausnahmslos bestimmte Interessensgruppen bevorzugen. Wir haben schnell gelernt, den geschlechtsspezifischen, traditionellen Rollen und Symbolen zu misstrauen. Sexuelle Freiheit und Wahlmöglichkeit für jeden war der Slogan gegen jahrhundertlange Unterdrückung, und endlich begannen wir mit der sexuellen Debatte. Auch diese Bewegung hat noch einen langen Weg vor sich, um die weitverbreitete sexuelle Unwissenheit zu beseitigen. In Erinnerung daran, dass wir unter den Ideen der alten Welt fast erstickten, versuchen nun viele von uns ganz bewusst sich von den Werten, die früher mit unseren Geschlechterrollen assoziiert wurden, zu lösen, denn sie erscheinen altmodisch und ungerecht.

Heute stellen wir jedoch fest, dass wir es mit einem neuen Tyrannen zu tun haben: der extremen politischen Korrektheit, die trotz aller guten Vorsätze die Freiheit der Gedanken ebenso gründlich einengt wie die alten Ideen, die sie abgelöst hat. Als Gesellschaft laufen wir Gefahr, das Mann-Frau-Thema untergehen zu lassen, weil wir es nicht zu erklären verstehen. Die Unterschiede sind immer noch klar und deutlich da, auch wenn wir sie noch so sehr auseinandernehmen oder politisieren.

Manchmal kann es sehr hilfreich sein, wenn wir uns dem Einfluss unseres Kulturkreises entziehen, um den Wert dieser Unterschiede zu erfahren. Als Therapeuten bereisen wir andere Länder, erpicht darauf, zu erfahren, wie man dort die Welt der

Geschlechter erlebt. Immer wenn wir Lebensbereiche von Eingeborenen aufsuchten, waren wir berührt von ihren klaren Unterscheidungen bei den Geschlechterrollen. Wir wollen auf keinen Fall andere Kulturen romantisieren oder idealisieren. Aber wir vermuten, dass unter den traditionellen Gebräuchen der Eingeborenengemeinschaften eine Weisheit verborgen ist, die der Westen verloren hat und die es wert ist, wiederhergestellt zu werden, selbst wenn ihre äußeren Formen unser modernes Empfindungsvermögen irritieren.

In den Dörfern des Oberlandes von Gambia bemerkten wir z.B., dass die Frauen immer arbeiteten, sie dies aber in aller Ruhe machten und sich gleichzeitig mit ihren Freundinnen unterhielten, die Kinder versorgten, mit vorbeigehenden Männern flirteten, ganz stabil in ihrer geschlechtlichen Identifikation verankert. Zum Brunnen gingen nur die Frauen; wenn einmal ein Mann gewagt hatte, sich zu nähern, wurde er Opfer einer unerhört spielerischen Stichelei der dort versammelten Frauen.

In vielen Eingeborenengesellschaften scheinen die zugeteilten Geschlechterrollen in Verbindung mit ihrer archetypischen Symbolik zu stehen. In den Bergen des Atlas im südlichen Marokko sahen wir, wie die Frauen mit Instandhaltungsarbeiten auf den Farmen beschäftigt waren. Sie schnitten das Futter auf den Feldern und brachten es heim für die Tiere. Die Männer hatten ihre eigene Arbeit, die mehr sporadisch schien, sodass es nahelag, sich vorzustellen, sie würden die Frauen ausbeuten. Aber wenn sie zum Einsatz kamen, arbeiteten sie mit äußerster Konzentration, meist ging es dabei um irgendein Projekt, wie z.B. der Bau eines Gebäudes oder einer Mauer, oder sie unternahmen eine Expedition. Es sah so aus, als wäre die Arbeit der Frauen zirkulär (konstant) und die Arbeit der Männer linear.

Bei den Hopis im Norden von Arizona beobachteten wir, wie das ganze Dorf das Land bearbeitete. Alle waren am Pflügen,

Eggen und Wässern der Felder. Aber nur den Frauen war es vorbehalten, die Saat zu säen. Man hielt nur die Frauen, mit ihrer Fähigkeit neues Leben zu gebären, für fähig, die Maissamen in die Erde zu bringen.

In Südfrankreich, wenn die alten Okzitanier ihre Trauben ernten, wird in einer eigens dafür präparierten Scheune ein sagenhaftes Mittagessen zelebriert. Am einen Ende des Tisches sitzen die Männer, am anderen Ende die Frauen. Die Frauen servieren den Männern, aber sie sind nicht unterwürfig. Die Männer honorieren was die Frauen ihnen bringen. Nach einer Weile des gemeinsamen Trinkens, entsteht eine herrliche Spannung zwischen den beiden Gruppen. Es wird geflirtet und gescherzt, es ist eine sanfte berauschende ansteckende Energie, die jeden erfasst. Nach dem Essen räumen die Frauen ganz ungezwungen den Tisch ab, um danach im Schatten zusammen zu sitzen und miteinander zu schwatzen und zu lachen, während sie von Zeit zu Zeit die Männer ein wenig provozieren, die gerade mit dem Ausladen der Trauben aus den Wagen beschäftigen sind. Es ist ungemein spannend, voller Lebensfreude und Sex liegt in der Luft. Und fast niemand ist unter fünfundsechzig!

Der Punkt ist, dass eine sichere Geschlechtsidentität nicht nur dem sozialen Zusammenhalt dient, sondern auch eine innere Zuversicht fördert, ihr eine gewisse Würze gibt und den Boden für Beziehungen präpariert, was auch immer daraus folgen mag. Beziehungskonflikte haben häufig mit der zugewiesenen Geschlechterrolle zu tun, sie sind immer schwierig, ganz gleich wo man geboren wurde. Es kann helfen, wenn man zu einer gesunden Geschlechtsgruppe gehört. Denn wo wir uns der Unterstützung und der Kraft unserer eigenen Geschlechtsgruppe sicher sein können, haben wir wahrscheinlich den Mut, dem anderen Geschlecht zu begegnen, und ein Interesse daran, ihre Sprache zu verstehen.

Darüber hinaus helfen geschlechtsbezogene Rituale Männern und Frauen sich in ihrer tieferen Natur zu erden. Ohne diese Verbindung ist es schwer, maskuline oder feminine Eigenschaften überzeugend auszudrücken.

Unterstützung durch die Geschlechtergruppe

Ein verstärktes Interesse an der eigenen Geschlechtergruppe und konsequenterweise dann am anderen Geschlecht ist eine Wahrheit, die wir immer wieder in unseren Gruppen erkennen können. Viele Paare, die an diesen Gruppen teilnehmen, sind zum ersten Mal dabei und verständlicherweise nervös, wenn sie mit ihrem Partner gemeinsam eine Gruppe besuchen, selbst wenn sie schon viele Gruppen allein absolviert haben! Man kann ja nie wissen, was der Partner über einen erzählt. Es gibt eine spürbare Erleichterung während der ersten Stunde, nachdem die Teilnehmer feststellen, dass es eine Anzahl von Leuten ihres Geschlechts im Raum gibt, die mit ganz ähnlichen Themen beschäftigt sind. Dann erkennen sie, dass einige ihrer Probleme gar nicht so persönlich und einzigartig sind, wie sie vorher angenommen haben. Man kann gar nicht genug betonen, wie wertvoll diese Atmosphäre der Normalität ist. In unseren Einführungsgruppen sind die Geschlechter nur eine Stunde getrennt, aber die Qualität der Präsenz ist bemerkenswert, wenn beide Gruppen wieder in einer Zeremonie zusammengeführt werden.

Hier handelt es sich um eine große Weisheit und um ein allgemeingültiges Prinzip: Wenn wir wissen, wer wir sind, und stolz sind auf unsere Identität als Mann oder Frau, dann fühlen wir uns frei, neugierig auf den anderen zu sein.

Trotz all unserer gegensätzlichen Erfahrungen gibt es diese Neugierde. Man beachte nur die große Popularität der Bücher von John Gray. Er deutet auf etwas hin, wonach wir ein tiefes Verlangen haben. Trotz all der guten Dinge, die man in seinen Büchern findet, sind wir nicht völlig mit seinem Ansatz einverstanden. Für uns ist es nicht genug, die Sprache und die Gewohnheiten des anderen zu lernen, um nicht in Schwierigkeiten zu geraten. Wir glauben, dass der Konflikt mit dem anderen Geschlecht unvermeidbar ist, und dass nur eine starke Geschlechtsidentität in Verbindung mit Selbsterkenntnis und einer kreativen Lebenseinstellung helfen können.

10. Der Tanz der Geschlechter

„Aber ich habe es nicht als Kritik gemeint", sagte er. „Ich denke einfach, dass es so nicht geht."
„Spiel mir nicht den Unschuldigen", gab sie zurück. „Du hast diesen Blick und diesen Ton, genau wie dein Vater."
„Quatsch", blaffte er zurück und wandte sich ab, und sein Blick schweifte in den Garten.
„Lauf jetzt bloß nicht weg", fuhr sie fort. „Sei ein bisschen mutig, Mann. Kannst du nicht sehen, dass du jetzt in einem Bindungsmuster hängst, genau wie es Nick und Helena in der Gruppe schon erkannt haben?"
„Noch mehr Quatsch", stammelte er. „Wenn irgendjemand in einem dieser idiotischen Bindungsmuster ist, dann bist es doch du. Warum wiegelst du die Dinge auf? Was in aller Welt willst du überhaupt? Warum entspannst du dich nicht einfach?"
„Was ich will? Zuallererst möchte ich, dass du nicht so mit mir redest. Ich möchte nicht hören, dass ich zu emotional, oder dass ich prämenstruell bin, oder irgendeinen anderen Mist. Ich wäre überglücklich, wenn du etwas Verantwortung übernehmen würdest, und ich würde es sehr begrüßen, wenn du mir ab und zu einmal zuhören würdest, so wie du es letzte Nacht versprochen hast. Aber du hast wohl keinerlei Absicht dein Versprechen einzuhalten, es war wie immer viel Lärm um nichts, da kann ich auch gleich mit mir selbst reden."
„Verdammt", murmelte er leise und hatte das unklare Verlangen, Simon und Louise wären noch da und er würde ein wenig Unterstützung von ihnen bekommen. Er schaute auf

die Ebene, die jenseits des Dorfes im verschwindenden Abendlicht kaum mehr sichtbar war. Morgen würden sie abreisen, zurück nach Hause, zurück zur Arbeit.

„Wahrscheinlich bist du überhaupt nicht daran interessiert, zuzuhören, oder? Wo bist du gerade? Ich bin sicher, du hast an die Heimreise und deine bevorstehende Arbeit gedacht, ist es nicht so?"

„Nein, da liegst du ganz falsch", sagte er trotzig und betrachtete seine Füße.

„Komm schon", sagte sie mit einem Lächeln, „du hast total viele Schuldgefühle. Du bist ein schlechter Lügner, gib es zu!"

„Wenn du es unbedingt wissen willst, ich habe über das Seminar, das ich nächste Woche halten muss, nachgedacht und wie ich es angehen soll. Ich hab mich in diesen Ferien überhaupt nicht darauf vorbereitet – wie auch, nach allem was hier los war", fügte er noch leicht vorwurfsvoll hinzu.

„Schon bald wirst du wieder im sicheren Büro sein, Liebling", sagte sie mit einem langen Seufzer der Frustration, der ihm genauso vertraut war wie ihr Körper.

Sie ließ ihn zurück und ging ins Haus; mit einem Gefühl des Verlorenseins starrte er in den Himmel.

Die männliche und weibliche Wunde in Beziehungen

In intimen Beziehungen verstärken sich die Schwierigkeiten, die jedes Geschlecht eh mit seinen Denkmustern und Urängsten hat. Und da sie unterschiedlich und komplementär sind, entstehen Konflikte, die immer mehr in eine Sackgasse führen.

Der Mann zum Beispiel will sich durch die Beziehung zur Frau wieder mit der Quelle von Liebe und Stille verbinden, deren Tiefe für ihn kaum nachvollziehbar ist; außerdem sieht er darin eine Rückzugsmöglichkeit von der betriebsamen und aggressiven äußeren Welt. Wenn man seine männliche Wunde berücksichtigt, dann ist dies nur natürlich. Wahrscheinlich wird er davon ausgehen, dass es ohne großes Zutun seinerseits passiert.

Die Frau hingegen hat andere Vorstellungen von der Beziehung. Sie sieht darin eine Möglichkeit für Kreativität, Freiheit und Selbstausdruck. Weil aber an Beziehungen auch Männer beteiligt sind, die meist noch in der Kunst des Beziehens angelernt werden müssen, passiert es häufig, dass sie am Ende enttäuscht wird. Zudem wird sie eine Möglichkeit finden müssen, ihre angestaute Enttäuschung und Frustration mit dem eigenen und dem anderen Geschlecht auszudrücken, die aus der Unfreiheit mit der eigenen Mutter und der Unfähigkeit des Vaters, nicht bei deren Auflösung helfen zu können, herrührt. Dann wäre da noch das politische Erbe ihres Geschlechts! Diese Anforderungen werden ihren Gatten sicherlich ängstigen.

Die imaginären Neigungen werden noch von den Urängsten beider Geschlechter vervollständigt. Die Vorliebe des Mannes für Unabhängigkeit erzeugt seine schlimmste archetypische Angst: nämlich, vereinnahmt zu werden. Diese Angst ist vielleicht das Ergebnis seines Kampfes in der Gebärmutter, den wir vorher erwähnt haben. Es ist unschwer zu erkennen, dass diese Ängste manchmal auf die weiblichen Geschlechtsorgane projiziert werden, um die Sehnsucht nach Wiedervereinigung in eine Angst vor sexueller Intimität zu verwandeln.

Im Gegensatz dazu assoziiert die Frau mit Nähe ihre schlimmste Angst, nämlich die, verlassen oder ignoriert oder übermäßig kontrolliert zu werden. Häufig wird sie sich selbst belügen, um diesen Ängsten Einhalt zu gebieten.

Stellen sie sich vor, wie all diese Dinge sich in unseren täglichen Beziehungen abspielen. Unweigerlich versteckt sich hinter dieser Vereinfachung eine Welt voller Schwierigkeiten.

Wenn man noch den jeweiligen Familienhintergrund dazunimmt, ergeben sich unbegrenzte Variationen eines Themas. Wir werden noch darauf zu sprechen kommen, warum einige Männer und Frauen die beschriebenen Urängste auf gegensätzliche Weise erfahren, als sie gerade von uns beschrieben wurden. Dann gibt es noch die kulturellen Probleme, denn im Persönlichen wird ebenso das Politische befördert; ob wir es bewusst wahrhaben wollen oder nicht. Die Wut über jahrhundertelange männliche Unterdrückung wird ans Licht kommen, und sie wird vom Partner angehört und empfangen werden müssen. Solche Dinge müssen persönlich empfangen werden. Es mag sein, dass es dem Mann gegenüber unfair ist, aber es gibt keine andere Möglichkeit, solange es noch in der Frau schmort und Gleichheit immer noch unsicher ist. Aber die ungeschickte Art des Mannes, sich zu beziehen, seine Unfähigkeit, über längere Phasen einfach zuzuhören, und seine Tendenz sich aus bestimmten Situationen zurückzuziehen und sich zu distanzieren – was bei John Gray als Rückzug in seine Höhle bezeichnet wird –, kann die Situation ziemlich hoffnungslos erscheinen lassen.[1]

Auf der anderen Seite können die Beziehungsinteressen der Frau und ihr eigenes Gefühl für Autorität in ihrer aktuellen Beziehung leicht verharmlost werden. Es kann zu einer Wiederholung ihrer familiären Situation kommen: Das kleine Mädchen, das für die Unabhängigkeit und den Selbstwert in der Welt ihrer Mutter kämpfte. Es ist gut möglich, dass sie in Depression verfällt. Depressionen werden viel häufiger bei Frauen als bei Männern diagnostiziert.

Solange Männer und Frauen keine Möglichkeiten haben, ihre tiefsten Neigungen anzuerkennen und damit ihre Begrenzungen zu überwinden, werden sie sich im Krieg der Geschlechter verlieren. Die Lösung liegt in ihrer Vorstellungskraft. Wenn es der Frau gelingt, ihre innewohnende Ganzheit zu erkennen, so wie es der weibliche Fötus schon klar aufzeigt, dann kann sie erkennen, dass ihr Weg sie in Richtung Akzeptanz und dem Annehmen ihrer Weiblichkeit führt – unabhängig von äußerer Bestätigung.

Wenn der Mann erkennt, dass er die tiefsitzende Vorstellung seiner Fehlerhaftigkeit überwinden muss – ein durchaus lohnendes Projekt –, dann kann er in seine tiefere männliche Natur vordringen. Wir sprechen in diesem Zusammenhang von einem Tanz. Er ist ein bisschen wie Walzer – die Frau macht den ersten Schritt und der Mann den zweiten und dritten Schritt.

Der Tanz der Energie

Bereits vor vielen Jahrhunderten haben die tantrischen Adepten in Indien und ihre Weggenossen in China behauptet, dass Männer und Frauen Harmonie erreichen können, wenn sie die verschiedenen Energieströme im Körper bewusst lenken und ausgleichen. Mit bestimmten sexuellen Praktiken können Partner diesen Zustand erreichen. Wir wissen nicht sehr viel über die Einstellung dieser Meister zu Beziehungen, da der Großteil ihrer Lehren geheim war. Wir wissen aber, dass Männer und Frauen in ihrer Verschiedenheit als ebenbürtig angesehen wurden, zudem waren sie sich gegenseitig Lehrer. Der Lehrer in dieser Konstellation stellt eine Herausforderung für den Partner dar und wirkt als Katalysator. In der religiösen Kunst von Tibet wurde dies wunderschön dargestellt. Die meisten Bilder und Skulpturen zeigen einen Buddha und seine Gemahlin in einer sexuellen Position inmitten eines Feuerkreises.

Aus diesen Lehren wurden die Verschiedenheiten der Geschlechter und ihre gegenseitigen Ergänzungen vom Körper und seinen Energiezentren her erklärt. Durch die kreisförmige Energie der Chakren, die erst in neuerer Zeit im Westen bekannt sind und vom Yoga populär gemacht wurden, ist dieses Wissen systematisiert worden. Dennoch hat das Konzept vom Energiefeld des Körpers in der westlichen Wissenschaft wenig Beachtung gefunden. Hier wird der Körper traditionell immer noch als mechanisches Vehikel angesehen, das vom Gehirn und seinem Nervensystem angetrieben wird.

Folglich befassen sich die meisten wissenschaftlichen Studien zu geschlechtsspezifischen Fragen, die nicht zur Anthropologie und Evolutionstheorie gehören, mit der Größe des Gehirns und den Kontrollfunktionen der Hemisphären.

Allerdings gibt es eine jüngere Studie, die verspricht, östliche Energiesysteme mit moderner Tiefenpsychologie zu verbinden. Dr. Willem Poppeliers, der in den Niederlanden arbeitet, hat eine neue Theorie der Körper-Psychotherapie entwickelt, die in der Lage ist, vieles zu erklären, was sich zwischen Männern und Frauen abspielt. Er nennt sie *Sexuelle Erdungstherapie (Sexual Grounding Therapy).* Nach seiner Erfahrung gibt es beim Menschen drei grundsätzliche Energiezentren: Kopf, Herz und die Genitalien. Wir haben bereits einige Hinweise zu den mentalen Unterschieden der Geschlechter gegeben, deshalb interessiert uns hier am meisten, was Poppeliers über die anderen beiden Zentren zu sagen hat. Er behauptet, dass Mann und Frau unterschiedliche Ladungen (*priority of charge*) im Herz und in den Geschlechtsorganen haben. Dies hat Auswirkungen auf die *innere* Beziehung zwischen Herz und Genitalien und auf die *äußere* Beziehung mit dem anderen, und somit den Geschlechterbeziehungen. Wenn wir uns den menschlichen Körper als einen Kanal für elektrische Strömungen vorstellen, dann haben die Frauen in diesem Modell ihren positiven Pol im Herzen und ihren negativen Pol in den Geschlechtsorganen. Beim Mann ist es genau umgekehrt, seine Genitalien halten den positiven Pol und sein Herz den negativen. Auf diese Weise haben beide

Geschlechter die Tendenz, in ihren negativen Polen zu wenig Spannung zu haben oder schlechter entwickelt zu sein, woraus er folgert, dass dies für sie schwierigere Lebensbereiche sind.

Was bedeutet Poppeliers Therie nun in der Praxis, bezogen auf unsere bisherige Sicht des Geschlechtertanzes?

Das Herz ist der Sitz der Gefühle und der Liebe, und die Genitalien sind der Sitz des Verlangens und der Macht. Es besteht das Potenzial einen wunderbaren erfüllenden Energiestrom zwischen Mann und Frau herzustellen, weil sie sich natürlicherweise durch die unterschiedliche elektrische Ladung der Zentren ergänzen. Aber in der Praxis gibt es große Probleme, denn jedes Geschlecht will mit seinem positiven Pol geben, ist jedoch nicht geneigt, am negativen Pol zu empfangen.

Die Vertrautheit der Frau mit ihrer Herzenergie führt z.B. häufig dazu, dass sie den emotional schüchternen Mann mit ihren Gefühlen förmlich überschüttet, oder sie zerreißt sich das Herz bei dem Versuch, ihn zu dem emotional offenen Mann zu machen, den sie sich so sehr wünscht.

Auf der anderen Seite sucht der Mann vielleicht nur eine genitale Verbindung, um von diesem positiv aufgeladenen Zentrum aus einen befreienden Energiefluss herzustellen. Wahrscheinlich wird er am Ende frustriert sein, wenn die Frau ihm keinen Einlass gewährt, solange sie noch nicht das Gefühl hat, sein Herz habe sich ihr gegenüber geöffnet. Aber um verletzlich zu sein, muss er sein Herz öffnen, da dies sein weniger entwickelter, negativ geladener Pol ist. Hat er nun wenig Erfahrung damit, wie sich sein innerer Energiestrom anfühlt, löst dies bei ihm sofort die Angst aus, verschlungen zu werden.

Wenn diese ausweglose Situation dadurch gelöst wird, dass sie sich ihm hingibt, indem sie ihr Herz dabei übergeht, dann ist eine freudlose Ehe garantiert. Wenn sie sich aber behauptet, wird sie mit ihrer Urangst, verlassen zu werden, konfrontiert.

Das innere Gleichgewicht des Männlichen und Weiblichen

Poppeliers stimmt völlig mit dem Hinduismus und Taoismus überein, wenn er sagt, dass selbst die originäre Energie in „rezeptiv kreativ“ und „aktiv penetrierend“ aufgeteilt ist. Diese Energien sind in beiden Geschlechtern vorhanden, die körperliche Entsprechung findet sich in der Natur ihrer Genitalien, denn die Vagina empfängt und gebärt, wohingegen der Penis einzig für die Besamung zuständig ist. Auf psychologischer Ebene kann sich dies unterschiedlich ausdrücken: zum Beispiel wie eine Person sich von einer anderen persönlich berühren lässt, oder wie sie ihren Platz in der Welt einnimmt.

Aufgrund unserer Entwicklung und geschlechtsspezifischer Identifikationen haben wir alle einen unterschiedlichen Bezug zu diesen Energien. Eine Frau, die z.B. nach Marion Woodmann als Vater-Tochter bezeichnet wird, hat sich dafür entschieden, dass der männliche Weg mehr zu bieten hat als der weibliche. Sie hat möglicherweise mehr penetrierende Energie zur Verfügung als ein rezeptiver „sanfter“ Mann, der eher aufnehmend als penetrierend orientiert sein könnte, da er im Vater nicht das Rollenmodell gesehen hat, mit dem er sich identifizieren wollte, und so Liebe und Verständnis als seinen Ansatz im Leben sieht.[2] Wenn so ein Paar zusammenlebt, dann werden sie genau wie jedes klassische Paar auch Gegensätze bilden, bis sie gemeinsam lernen, diese Energien auszugleichen.

Die Aufgabe, diese Energien zu regulieren und auszugleichen, beginnt schon sehr früh im Leben, und sie verändert sich nach Poppeliers in den verschiedenen Lebensphasen. Idealerweise werden Kinder von ihren Eltern direkt darin unterwiesen. Allerdings wird dies durch die sexuelle Unwissenheit in unserer Kultur unmöglich gemacht, denn wir als Eltern haben nicht die Fähigkeit, den Kindern unsere intime sexuelle Beziehung nahezubringen, obwohl sie doch das Ergebnis unseres Sexuallebens sind. Außerdem hat die westliche Gesellschaft in Poppeliers Argumentation die Sexualorgane derart tabuisiert, dass sie bei einem Großteil der Bevölkerung ständig überreizt sind. Logischerweise ist es Männern und Frauen bisher nicht gelungen, eine innere Balance zwischen ihrem Herzen und ihrem Geschlecht zu finden.

Ein Ergebnis davon ist, dass sich der Mann vor seiner positiven Kraft fürchtet und nicht in der Lage ist, seinen Mann zu stehen oder wirklich intim und sexuell zu sein, oder er benutzt seine überstimulierte genitale Spannung dazu, die Frau nur als Objekt zu betrachten. Schlimmstenfalls wird er vergewaltigen. Ein solcher Akt steht für seine Unfähigkeit, sich vorzustellen auf andere Weise in die Frau einzudringen und ebenso für die Unfähigkeit, seinem inneren Gefühl der Machtlosigkeit zu begegnen. Anders ausgedrückt kann sich der Vergewaltiger nicht vorstellen, überhaupt das Herz einer Frau erreichen zu können, also versucht er es erst gar nicht.

Eine Frau, die sich ihres negativen Pols und ihres Selbstwertgefühls nicht bewusst ist, unsicher über ihren Platz in der Welt und ihre sexuelle Antriebskraft, wird auf ähnliche missbräuchliche Weise ihr Herz und ihre Gefühle überstrapazieren. In diesem Fall „vergewaltigt" die Frau den Mann in seinem Herzen, sie wünscht sich so sehr einen emotional offenen Mann, ist aber von seinen Reaktionen so frustriert, dass sie ihn mit Zorn und Emotionen überflutet und ihn verführt.

Wenn aber Bewusstheit über diese Energien herrscht und ihre Regulierung und Balance an erster Stelle stehen, dann kann sich am anderen Ende der Skala eine außergewöhnliche Schönheit entwickeln. Wenn die sich ergänzende Energie fließt, dann ist ein anmutiges Zusammenkommen von Mann und Frau möglich. Ihre Zentren sind komplementär und ziehen sich an: Der Penis sucht die Vagina, die Vagina möchte den Penis umfassen;

beide Herzen möchten sich in völliger Gleichberechtigung treffen. Wenn der Mann lernt, sein Herz mit seinen Genitalien zu verbinden, und wenn die Frau die Kraft und Autorität ihrer Vagina mit ihrer Liebe verknüpft, dann können wunderbare Prozesse entstehen. Es beginnt ein alchemistischer Prozess zwischen den Energien.

Poppeliers ist der Meinung, dass ein ausgeglichenes und sich ganz fühlendes Individuum in seinem Innern die Vorstellung eines liebevollen und einander sexuell zugewandten Elternpaares hegt. Durch die Harmonisierung der Energien ist dies auch jedem zugänglich. Es scheint fast in Übereinstimmung mit Carl Gustav Jung zu sein, der dies „die innere Hochzeit" genannt hat; das Ziel der Individuation. Auf der energetischen Ebene geschieht dies, wenn jeder Partner im Innern eine Synthese aus der männlichen und weiblichen Energie entwickelt hat, und die Energien richtig fließen können. Dann öffnen sie sich dafür, vom universalen Strom der ursprünglich rezeptiven und penetrierenden Energie, geführt zu werden.

Geschlecht, Geist und die sexuelle Seele

In der Unterschiedlichkeit von Mann und Frau sehen wir auch ein spirituelles Thema. Wenn wir damit richtig liegen, dann ist das bewusste Streben nach einer Beziehung auch eine spirituelle Aufgabe, auch wenn es nicht einfach ist. Wie zeigt sich dieser spirituelle Aspekt der Geschlechterbeziehung in der menschlichen Kultur und ihrer Geschichte getragen? Viele Religionen basieren in ihrem Kern auf einem Zusammenspiel zweier gegensätzlicher Energien, die oft genug auch als männliche und weibliche Energien bezeichnet werden. Die Erschaffung der Welt wird durch dieses Zusammenspiel erklärt und ebenso ihre Erhaltung, durch den steten dynamischen Tanz dieser Energien.

Einst war dies als primitive, entwicklungsgeschichtliche Fantasie betrachtet worden, wobei Menschen zu Göttern und Mama und Papa in den Himmel projiziert wurden. Aber neueste Erkenntnisse der Quantenphysik führen uns zu einer anderen Sichtweise und zu auffallend ähnlichen Schlussfolgerungen.

Eine Ausnahme in diesem metaphysischen Tanz bilden lediglich die Religionen, die ursprünglich auf dem Mythos des mittleren Ostens beruhen, der zum Ausgangspunkt des orthodoxen Christentums, des Judaismus und des Islam wurde. Dies sind die Religionen, aus denen sich unsere westliche Kultur und unser Denken entwickelt hat. Ironischerweise ist die Vermensch lichung hier noch viel stärker; darüber hinaus vermischt sie sich noch mit einer politischen Betrachtung der Geschlechter.

Der großzügige, jedoch manchmal auch strafende Kopf der Familie, der Gottvater, erschafft einen Gefährten für den einsamen Mann aus einem einzigen Körperteil. Sobald der undankbare Neuankömmling „Frau" ein Bewusstsein für den Unterschied einbringt – gut und böse, nackt und bekleidet –, wirft er beide aus dem Paradies. Mit anderen Worten, sie werden bestraft, weil sie ihre geschlechtliche Andersartigkeit entdeckt haben. Weil sie durch die Erforschung ihrer Unterschiede Schuld aufgeladen haben, werden sie zu einem mühevollen Leben außerhalb des Paradieses verbannt. Da diese Probleme mit Geschlecht und Sexualität zu tun haben, entwickelte sich die spirituelle Hierarchie dieser drei Religionen rein männlich. Frauen, der Körper und die Sexualität wurden in dieser Weltsicht zu unlösbaren Problemen. In der frühen modernen Phase erweiterte auch der Kontakt mit der neuen Welt nicht den Horizont dieser Religionen, im Gegenteil, er diente eher dazu, noch fester auf diesem Standpunkt zu verharren. Und selbst heute haben wir in unserer Psyche immer noch mit Schwierigkeiten in unserer Sexualität zu tun, die einen religiösen Hintergrund haben.

Dennoch kann uns unsere eigene Erfahrung und unser gesunder Menschenverstand trotz dieses philosophischen Erbes leiten. Vielleicht können wir sagen, dass unsere Seelen ein Geschlecht haben: Wenn wir unserer natürlichen Entwicklung folgen, dann stellen wir fest, dass die Seele sexuell ist, denn es ist die Seele, die mit einer anderen intim ist. Es sind unsere Seelen, die ein Leben jenseits unserer kulturellen und philosophischen Begrenzungen haben.

Auf der Ebene des Herzens sind alle Menschen gleich. Die Erfahrung dieser Gleichheit ist ungefähr das Höchste, das wir erfahren können. Denn es ist letztlich das Herz, das weiß, dass eine tiefe Verbindung entsteht, wenn wie uns dem anderen hingeben.

Welchen Platz haben dann unsere Genitalien, die anderen energetischen Pole? In heterosexuellen Beziehungen sind die Genitalien unterschiedlich und sie ergänzen einander: Sie suchen sich, sie wollen empfangen und eindringen. Durch diese geschlechtliche Unterschiede haben wir die außergewöhnliche Fähigkeit, uns zu vereinen, um daraus eine neue Seele entstehen zu lassen. Es ist eine Kraft, die nicht unterschätzt werden sollte, weder in unserer genetischen Struktur noch in unserer kreativen Vorstellung. Es ist der Tanz des Lebens, der uns erschafft und erhält.

IV Ein neues Leben

11. Konflikt, Hingabe und Macht

Gewiss gewiss, ich kann es nicht benennen,
Obwohl ich viel darüber nachgedacht habe,
Was nun leichter auszudrücken wäre,
All meine Liebe oder all mein Hass.
Sicher, sicher werdet ihr mir glauben
Wenn ich sage, dass ich euch verabscheue
Oh ja, ich hasse euch mit einer Inbrunst
Die gern vernichten würde.
Jedoch manchmal wie gegen meinen Willen,
Liebe ich dich immer noch, mein teurer Freund.
Es wäre Verrat an unserer Liebe
Und eine Sünde vor Gott im Himmel,
Auch nur ein Jota abzulassen,
Von reinem unbefangenem Hass.

Henry David Thoreau

WIR HABEN GESEHEN, dass die Geschlechtsunterschiede bei Paaren Spannungen erzeugen können. Nun wollen wir zeigen, wie eine Beziehung ein sicherer, wenn auch schwerer Pfad in Richtung Selbstverwirklichung und Selbstermächtigung sein kann. Wir haben erkannt, wie sich unsere vergangenen Erfahrungen unsere Beziehungsstile bestimmen und wie wir versuchen damit zurechtzukommen und unseren Partner zu kontrollieren. Hinter diesen Anstrengungen versteckt sich das geheime unbewusste Verlangen nach der perfekter Erziehung.

So unrealistisch diese Hoffnung sein mag, die Vorstellung diese aufzugeben, wird mit Abwehr und Unmut bedacht. Bindungsmuster, die Komm-her-Geh-weg-Dynamik und das Drama-Dreieck, sie alle versuchen zu verhindern, dass wir unsere primitiven, aber mächtigen Bindungsstile aufgeben müssen. Der Verzicht auf diese Muster ist aber die Voraussetzung für ein gesünderes Leben und eine bessere Beziehung. Wenn wir also den Weg weitergehen wollen, der uns weg vom Selbstbetrug und in Richtung unseres Potenzials führt, dann lassen sich Konflikte nicht mehr länger vermeiden.

Konflikt

Warum gerade jetzt das Thema Konflikt? Die Bewegungen eines Paares bei ihrem Tanz im Dunkeln werden irgendwann einmal langweilig, wiederholen sich, sind vorhersagbar und ermüdend, und dennoch bieten sie uns durch ihre Vertrautheit gewisse Annehmlichkeiten. Wie wir in Kapitel 7 gelernt haben, ist unser erprobter „Sicherheitsabstand zur Intimität" ein innerer Plan, den man nicht so einfach verändern kann. Auch wenn er unseren erwachsenen Bedürfnissen nach Intimität nicht gerecht wird, so gibt er uns doch ein Gefühl von Identität. Solange nämlich das innere Kind die Zügel in der Hand hält, sind Überleben, Zugehörigkeit und die Chance, eine Rolle zu spielen, sehr wichtig. Solange der innere Elternteil unserem verletzlichen inneren Kind als Zuflucht dient, werden Konflikte mit unserem Partner nur die bekannten Überlebensmuster auslösen.

Wenn wir eine erwachsene Intimität leben wollen, müssen wir unsere bisherigen Konfliktbewältigungsstrategien überprüfen. Um auf konstruktive Weise dem Konflikt begegnen zu können, brauchen wir echte Stärke. Dies ist keine Aufgabe für ein Kind. Und auch die inneren Eltern sind nicht wirklich stark, denn sie werden vom Sicherheitsbedürfnis des Kindes gelenkt. Der sinnvolle Umgang mit Konfliktsituationen braucht unsere Fähigkeit, mit einer Reihe von Gefühlen umgehen zu können und sie direkt auszudrücken, ohne dabei Schaden anzurichten. Diese „emotionale Bildung" ist die Basis reifer erwachsener Stärke.

Da kommt unsere Einstellung zu Wut und Trauer ins Spiel. Gutgehende langfristige Beziehungen wurzeln im ausgeglichenen Verhältnis von Geben und Nehmen, in der Bereitschaft sich füreinander zu öffnen, Unterschiede zu akzeptieren und Grenzen setzen zu können. Indem wir lernen, dass wir ein Recht darauf haben, wütend zu sein, und dass es kein Zeichen von Schwäche ist, verletzlich zu sein, bereiten wir einem gesunden Selbstwertgefühl den Weg. Selbstwert ist ein Zwilling von Selbstliebe, und die zwei verfolgen uns nun unter dem Deckmantel des Konflikts.

Verbindlichkeit oder Kontrolle?

Keine Beziehung wird es durch Konfliktsituationen schaffen, wenn keine Verbindlichkeit vorhanden ist. Unter Verbindlichkeit verstehen wir hier mehr, als nur „in der Beziehung zu bleiben". Wir meinen damit die Bereitschaft ehrlich zu sein, zum Partner und zu sich selbst. Deshalb reicht es nicht, seine Pflicht zu tun. Es reicht nicht, wenn man wegen der Kinder zusammenbleibt oder nur das Geld nach Hause bringt oder für emotionale Behaglichkeit und Sex sorgt, auch wenn diese Dinge wichtig sind und nicht vernachlässigt werden sollen.

Die Erhaltungsebene ist einfach nicht tragfähig genug, um eure Beziehung in eine gute Ausgangsposition zu bringen und euch jenseits der Schwerkraft der Polarisierung, mit seinen Macht- und Kontrollspielchen in die so andere Atmosphäre der kraftvollen Intimität zu befördern. Nichts anderes wird dabei helfen, als sich selbst lieben zu lernen, für die eigenen Bedürfnisse und Gefühle einzutreten und ein realistisches Gespür für die eigene Stärke zu entwickeln.

Verbindlichkeit bedeutet auch, dass wir lernen uns auf eine neue Art nah zu sein, denn wenn wir behaupten, dass wir Nähe wollen, dann wollen wir sie wahrscheinlich nur so lange, wie wir die Kontrolle behalten können. Mit anderen Worten: Wir sind bereit intim zu sein, solange es nicht bedeutet verletzlich zu sein. Wenn wir aber unsere Verletzlichkeit schützen, stehen wir einer echten Verbindung mit einem anderen Menschen im Wege. Also machen wir einen Kuhhandel daraus, wir behalten die Kontrolle, betrügen uns aber letztendlich selbst damit.

Es mag schwer sein, zu erkennen, dass es noch weitere Optionen gibt, da wir uns für gewöhnlich in einem emotionalen System befinden, in dem es nur Entweder-Oder gibt. Dies gilt nicht nur für unsere innere Welt, auch für die sozialen und politischen Strukturen der Gesellschaft, die häufig auf solch irreführenden und unreifen Voraussetzungen basieren.

Verbindlichkeit meint hier, fähig zu sein, Spannungen die aus der Unterschiedlichkeit entstehen, auszuhalten, auch wenn sich der neue Weg noch nicht gleich zeigt. Wie bei aller Seelenarbeit, so kann man auch hier nichts überstürzen. Wenn wir lernen, Verantwortung für unsere Bedürfnisse zu übernehmen, lernen wir ein neuer Mensch zu werden: Unser eigenes Wohlergehen liegt ganz allein in unserer Hand. Solange wir uns noch über den anderen beschweren, richten wir unser Augenmerk auf die Vergangenheit statt auf die Gegenwart.

Nähe hat viel mit Verletzlichkeit zu tun, das heißt, dass man Risiken eingeht und sich erlaubt Gefühle, Bedürfnisse und Wünsche zu haben, auch wenn sie nicht vom anderen befriedigt werden. Grundsätzlich bedeutet es, Kontrolle aufzugeben.

Wenn wir dies tun, entwickeln wir eine Seite in uns, die stark wird; wir stärken unser eigenes Wachstum und das der Beziehung und erhalten so einen unerwarteten Bonus: Macht!

Macht

Macht ist ein schwieriges Wort. Es hat die Bedeutung bekommen, Kontrolle über äußere Umstände und andere Menschen zu haben. Unsere Kultur ist mit Bildern der Macht überzogen, in unzähligen Filmen wird die rohe Macht gezeigt. Die meisten davon sind lieblos, gefühlskalt, rücksichtslos und brutal. Wir alle kennen den Missbrauch von Macht, deshalb bringt Macht für die meisten von uns einige komplizierte Assoziationen mit sich.

Beschäftigen sie sich deshalb für ein paar Minuten mit den folgenden Fragen:

- Was bedeutet Macht für sie?
- Was assoziieren sie mit Macht?
- Was ist ihre Beziehung zur Macht?
- Wie wohl fühlen sie sich mit ihrer Stärke?
- Erkennen sie ihre eigene Stärke?
- Was hält sie davon ab, ihre eigene Stärke zu erkennen und sie zu zeigen?
- Wie erfahren sie die Macht anderer Menschen?
- Haben sie sich jemals Gedanken darüber gemacht, welche Beziehung zwischen Macht und Intimität besteht?

Vielleicht sagen sie sich: „Ich möchte in meiner Beziehung keine Konflikte, davon gibt es genug in der Welt. Was sollte also falsch daran sein, es zu Hause zu vermeiden, wo ich doch dort hingehe, um Frieden und Erholung zu finden? Wie kann Frieden falsch sein?“

Wir glauben, dass sie, um zu lieben, eine reife Beziehung mit Macht entwickeln müssen; und Konflikte sind das Forum der Macht. Wir sind ebenfalls überzeugt davon, dass Machtmissbrauch gewöhnlich aus Angst passiert, und dass das Erlernen von Macht und das Ausdrücken von Macht ein Akt des Friedens ist. Wenn sie nicht darauf vertrauen können, wenn nötig, sich zu verteidigen, dann leben sie wahrscheinlich emotional in ständiger Alarmbereitschaft, in der Entscheidungen automatisch aus Angst getroffen werden. Da Liebe und Angst nicht leicht miteinander existieren können, läuft dies auf einen Teufelskreis von sich steigernder emotionaler Unruhe hinaus, die wir bereits beschrieben haben.

Wenn wir unserem Partner überlassen zu bestimmen, wie wir unsere Werte und unsere Sehnsüchte ausdrücken, bleiben wir in angstbestimmten Übereinkünften hängen. Die Unterdrückung unterentwickelter Aspekte in unserer Psyche erfordert mehr und mehr Energie, um die Fassade von Macht aufrechtzuerhalten. Ob die Fassade ein tyrannischer Elternteil, ein selbstverneinender Unterdrücker oder ein hilfloses Kind ist, spielt keine Rolle, wir geben dem Problem lediglich verschiedene Verkleidungen, bis wir entweder eine dauerhaft unerfüllte Ehe etablieren oder eine weitere Scheidung in die Wege leiten. Das Leben wird nie frei von Konflikten sein. Wir können uns aber entscheiden, unsere emotionalen Ressourcen nutzbringender einzusetzen.

Der erste Schritt in Richtung Frieden in der Beziehung unterscheidet sich nicht von dem in der Politik. Zunächst ist eine realistische Einschätzung unserer eigenen Macht erforderlich. Als Nächstes können wir dann beginnen, unsere Angst vor dem anderen zu untersuchen, und unsere festgefahrenen Vorstellungen darüber hinterfragen. Wie bei jedem Prozess des Mauereinreißens und Brückenbauens braucht es Zeit, um herauszufinden, ob die neue Struktur letzten Endes nachgibt und wachsen kann und sich irgendwo über dem Abgrund trifft, oder ob es wieder Mauern werden, statt Brücken. Um eine stabile Brücke zu bauen, muss man die Kunst erlernen, Kompromisse zu schließen, ohne Opfer zu erbringen. Um einen nachhaltigen starken Frieden zu gewährleisten, brauchen beide Partner eine realistische Einschätzung ihrer persönlichen Macht.

Liebe und persönliche Macht

Macht hat viele Gesichter und Funktionen. Wie Feuer kann sie zerstören oder zur Transformation genutzt werden. Ignoriert oder verneint kann sie allerdings nicht werden, besonders in einer Beziehung. Wie bei allen Dingen des Lebens, ist es am besten, wenn man sich mit ihren verschiedenen Formen vertraut macht. Ungeachtet vieler Veränderungen in der westlichen Gesellschaft auf dem Gebiet der Rollenstärke, sei es beruflich, erzieherisch, ökonomisch, kulturell, ethnisch oder geschlechtsspezifisch, gelten immer noch tief sitzende Vorstellungen von Macht.

Mann und Frau haben nicht die gleichen Erfahrungen, da sie mit verschiedenen Erwartungen erzogen werden. Ein Mann wird immer noch als mächtig angesehen, wenn er Macht über andere ausübt, was wir „zwingende Macht" nennen könnten. Im positiven Sinne bedeutet dies Verantwortlichkeit und Führungseigenschaften. Von einer Frau erwartet man eher, dass sie ihre Macht auf dem Gebiet der Attraktivität ausdrückt, durch die Art wie sie sich präsentiert und/oder welchen Beziehungsstil sie entwickelt hat. Diese Macht verbindet man mit demn Begriffen Fürsorge und Liebe und man hat sie „verbindende Macht"[1] genannt. Beide Formen haben positive Aspekte, aber die erste kann sich in den Händen eines unsicheren Individuums schnell in Missbrauch und Unterdrückung verwandeln.

Die zweite Form kann in ihrer negativen Ausprägung auch missbräuchlich sein, sie wird aber meistens zur Macht des Opfers in der Rolle des Märtyrers. Beide Formen haben mit dem Selbstwert und dem Spannungsfeld zwischen Zugehörigkeit und Unabhängigkeit zu tun, das wir bereits erläutert haben. Was immer unbewusst in einem Menschen ist, wird letztendlich sein Verhalten kontrollieren. Wir werden von den Dingen gelenkt, die wir nicht bewusst anerkennen. Während sich in unserem Inneren der Druck der unbeachteten Gefühle und Bedürfnisse verstärkt, zeigen wir nach außen vielleicht ein ganz anderes Bild.

Diejenigen, die ihre Stärke verleugnen oder deren nach außen sichtbarer Machtstil eher verbindend ist, werden oft von ihren abgelehnten Machtbedürfnissen wie Ehrgeiz und Selbstbehauptung gelenkt. Menschen, die sich bewusst mit Macht identifizieren, sind unbewusst von ihrem Bedürfnis geliebt zu werden, gelenkt, sie wollen Bestätigung, Zugehörigkeit und Anerkennung.

Aus diesem Grunde fällt es Männern wegen ihrer geschlechtlichen Disposition schwerer, Trauer auszudrücken, entsprechend finden Frauen es schwieriger, Wut auszudrücken. Es gibt allerdings einen Unterschied zwischen Trauer und Selbstmitleid, und einige Männer verstehen sich gut auf Letzteres! Noch zählen hysterische Wutanfälle oder Schmollen als Ausdruck einer machtvollen weiblichen Wut!

Wir alle sehnen uns danach, unser angeborenes Potenzial zu realisieren, uns gleichermaßen liebevoll und stark als Menschen zu fühlen. Indem wir in unseren Beziehungen ständig herausgefordert und bloßgestellt werden, sind wir gezwungen, unsere Reaktionen und unser Verhalten zu überprüfen und uns mit unseren weniger entwickelten Seiten zu beschäftigen. Dieser Druck zwingt uns, eine andere Art der Macht zu entwickeln:

Die Macht der persönlichen Stärke, eine persönliche Stärke, die auf der Meisterung des Selbst, statt auf Selbstbetrug basiert.

Die Zeichen von persönlicher Stärke sind an folgenden Eigenschaften zu erkennen:

- Wir können unsere eigenen Gefühle annehmen, sind aber nicht besessen davon. Dies ist besonders wichtig, wenn es um Trauer und Wut geht, wobei Wut das Gefühl ist, das am häufigsten mit Stärke assoziiert wird.
- Wir sind fähig die Gefühle des anderen zu empfangen. Wenn wir weniger von unseren eigenen Gefühlen gelenkt werden, können wir die Gefühle unseres Partners zulassen.
- Wir kennen unsere Bedürfnisse und sind fähig unsere Wünsche auszudrücken. Wir mögen vielleicht nicht immer bekommen, was wir wollen, haben aber keine Angst, für uns einzustehen.
- Wir sind in der Lage Nein zu sagen und dazu zu stehen.
- Wir können uns selbst beschützen, ohne dabei andere zu manipulieren.

Mit anderen Worten sind wir *Ich*-fokussiert statt *Du*-fokussiert. Das Paradoxe ist: Je mehr wir in unsere eigene Kraft kommen, je offener und verletzlicher sind wir gegenüber dem anderen.

Es war Freitagabend und im Restaurant herrschte reger Betrieb. Sie saßen an einem Tisch in der Nähe des Eingangs mit ihren Freunden Simon und Louise. Sie waren bereits seit zwanzig Minuten hier, hatten aber noch nicht bestellt. Der Kellner war schon ein drittes Mal ohne Bestellung, etwas leidend, aber mit unendlichen Geduld wieder weggegangen.

Louise war mit ihrer Diät beschäftigt und was sie alles deswegen nicht essen konnte, und die anderen drei wollten sie nicht drängen. „Vielleicht sollte ich nur den Salat nehmen?", sagte sie nicht sehr überzeugt.

Simon war erst ziemlich gelassen, vielleicht ein wenig unterkühlt, aber irgendwann konnte er es nicht mehr ertragen. „Wenn du keine Pommes willst, dann brauchst du keine zu bestellen – es liegt ganz bei dir", sagte er mit verhüllter Erbitterung.

„Kann ich dann ein paar von deinen Pommes haben?", sagte sie, während sie ihn mit ihrem besten Kleinmädchengesicht ansah und mit ihren Wimpern klimperte.

Aber Simon war nur auf Ablehnung. „Kommt nicht in Frage", antwortete er, „du kannst dir selbst welche bestellen, du musst sie ja nicht alle essen!"

Simon hörte sich irgendwie strafend an, während Louise noch jünger aussah.

Am anderen Ende des Tisches begann sich ihre Freundin unwohl zu fühlen. Es ging sie ja nichts an, aber sie entschied sich trotzdem, es zu riskieren, also sprang sie in die Unterhaltung ein, um ihre Freundin zu retten: „Also wirklich Simon, du würdest mir doch auch ein paar Pommes abgeben, wenn ich dich fragen würde, oder?"

„Natürlich würde ich das, meine Liebe", antwortete er kokett. Und um nicht auf dem falschen Fuß erwischt zu werden, änderte er seine Richtung.

„Was möchtest du?", fragte er seinen Freund, der traumumwölkt auf die Speisekarte schaute und so tat, als würde er die Atmosphäre am Tisch nicht bemerken.

„Ach, ich weiß nicht so genau. Was nimmst du denn, Schatz?", gab er die Frage an seine Partnerin weiter.

Eine kurze Pause entstand.

„Ich nehme das Steak", verkündete sie mit einem merkwürdigen Gefühl des Triumphes. „Darauf hab ich jetzt Lust."
„Du isst Rindfleisch?", kam es gleichzeitig aus Simons und Louises Mund, als ob sie es geprobt hätten.
Aber nichts konnte sie erschüttern, sie fühlte sich sicher und warm innen drin.
„Ja", sagte sie, „das möchte ich jetzt essen."

Macht, Wut und Verlangen

Unser Verhältnis zur Wut ist häufig ein Hindernis auf dem Weg zu persönlicher Stärke. Auch wenn wir bereit sind unsere Wut als ein Mittel zur Selbstbehauptung zu akzeptieren, ist es eine andere Sache, wenn es um die Wut unseres Partners geht. Vielleicht haben wir Angst starke Emotionen abzubekommen oder es handelt sich bei der Wut unseres Partners um Aggressionen, die wir verständlicherweise zurückweisen.

Aggressive oder defensive Wut sind die Waffen einer Person, die sich vor Kontrollverlust fürchtet. Sie kommt oft aus dem Nichts und steht in keinem Verhältnis zum ausschlaggebenden Vorfall. Sie wird von Schuldzuweisungen und Vorwürfen begleitet und endet häufig mit Türenschlagen, kaputtem Geschirr oder sogar mit körperlicher Gewalt. Alternativ kann sie die Form von eisigem Sarkasmus annehmen, einer strafenden Steinmauer oder einer Tendenz, den Partner öffentlich zu demütigen.

Egal wie die Wut ausgedrückt wird, sie lässt den Empfänger mit einem Gefühl der Ohnmacht, des Zorns oder der Verzweiflung zurück. Diese Art der Wut ist nicht die heilende Kraft, von der wir sprechen, sondern der Ausdruck eines Menschen, der kein Vertrauen darin hat, dass seine Willensbekundung etwas bewirken kann. Der wirkliche Feind sitzt im Inneren.

Ein Mensch mit einer Neigung zu aggressiver Wut wird einen „zwingenden Machtstil“ bevorzugen und der Verfolger in seinen Beziehungen sein. Ist die Wut nicht unter Kontrolle, ist der Effekt katastrophal, denn es führt dazu, dass sich der Partner niemals sicher genug fühlt, sich verletzlich zu zeigen, und so gezwungen ist, in gleicher Weise zu antworten.

Natürlich ist es auch möglich, dass ihr Partner geradeheraus seine Wut ausdrückt, um seine Rechte durchzusetzen, während sie darauf nicht eingestellt sind oder in der Vergangenheit schlechte Erfahrungen mit wütenden Menschen hatten. Aus diesem Grund nehmen sie die Wut als Aggression wahr. Sie macht ihnen Angst und vermittelt ihnen ein sehr unangenehmes Gefühl, als würde der andere sie sogar hassen. Wahrscheinlich deutet es darauf hin, dass sie mit ihrer Wut nicht umgehen können. Vielleicht sind sie jemand, der niemals wütend wird; wann immer sie sich aufregen, beginnen sie zu weinen oder werden ganz still und warten, bis die Schwierigkeit vorbei ist. Aus welchem Grund auch immer, es fällt ihnen schwer, Wut zu rechtfertigen.

Vielleicht fühlen sie, dass der andere sie für selbstverständlich hält, sie benutzt oder niemals anhört. Es ist auch unwahrscheinlich, dass sie guten Sex haben. Aber es fällt ihnen nicht leicht, das zuzugeben, denn es würde bedeuten ihre Wünsche auszudrücken, wozu es in ihrem Inneren keine Erlaubnis gibt. Vielleicht finden sie Wege, um zu bekommen was sie wollen, aber sie fragen nie direkt danach.

Die Energie die hinter klarer Wut steckt, ist dieselbe Energie, die hinter der Fähigkeit steckt, auszudrücken was für sie wichtig ist im Leben. Wenn sie keinen Zugang zu ihrer Wut haben, können sie sich auch nicht behaupten, sie werden ihre Wünsche nicht äußern oder klare Grenzen ziehen können. Wenn sie kein klares Nein zum Ausdruck bringen können, dann können sie auch nicht aus ganzem Herzen Ja sagen. Wie können sie dann ihren Partner wissen lassen, wer sie wirklich sind?

Unter der Oberfläche wird ihre Wut weiterhin wachsen, und diese unbewusste Wut wird sie immer mehr kontrollieren. Schließlich wird sie herauskommen müssen. Aus diesem Grund muss Wut in einen Zusammenhang gestellt und angenommen werden. Bei der Emotion Wut gibt es drei Stufen. Zunächst müssen sie fähig sein sie zu bemerken, wenn sie aufsteigt. Viele Menschen haben ihre Wut so sehr verdrängt, dass dies für sie schwierig ist. Zweitens sollten sie in der Lage sein sie auszudrücken, ohne von ihr überwältigt zu werden. Dann muss sie von jemandem gehört werden, da sie sich ansonsten impotent fühlen. Zu guter Letzt sollte sie so ausgedrückt werden, dass sie keinen Schaden anrichtet. Sie können brüllen und fluchen, ein Kissen schlagen oder auf den Boden stampfen.[2]

Der klassische „Mann der Tat" geht direkt vom fühlen zum ausagieren, und meist kommt dabei jemand zu Schaden. Er übergeht dabei, seine Wut zu benennen, und so lernt er nie geradeheraus damit zu sein, was aber wichtig ist.

Auch wenn üblicherweise eher Frauen Schwierigkeiten mit ihrer Wut haben, so hören wir mehr und mehr von Männern, dass sie Angst haben jemanden umzubringen, wenn sie ihre Wut rauslassen. Für gewöhnlich stimmen wir dem zu. Dann fragen wir, welchen Preis sie dafür zahlen, wenn sie diese mächtigen Gefühle verneinen. Ausnahmslos gilt, dass der Preis ihre Lebenslust, ihr Stolz und ihre Leidenschaft ist. Um ihre Lieben zu schützen, sitzen sie auf ihrer Wut, und häufig wird dies von den Partnern begrüßt. Aber die Partner sagen auch: „Wenn er doch nicht ständig so müde und depressiv wäre." „Wenn er doch nur mehr aus sich herausgehen würde." „Ich weiß, ich sollte es nicht sagen…, wenn er nur ein wenig männlicher wäre."

Damit meint die Frau sicherlich nicht, dass sie einen Barbaren im Haus haben möchte, denn die Männer haben recht – unkontrollierte Wut kann töten. Aber in Wirklichkeit fühlen sich Frauen mit einem Mann, der Angst vor seiner eigenen Stärke hat, nicht sicher.

Experimente mit ungeschliffener Macht

Wer sich mit den drei Phasen der Wut vertraut machen will, braucht ein paar Fertigkeiten die praktizierbar und erlernbar sind. In unserer Therapiegruppe können die Leute experimentieren. Wir gewährleisten eine sichere Umgebung, körperlicher Kontakt ist verboten und es sind genug Helfer da, um den zu stoppen, der vielleicht die Kontrolle verlieren könnte. Wir laden die Teilnehmer dazu ein, nonverbal all die Wut auszudrücken, die sie bis dahin niemals ausgedrückt haben, wobei sie die ganze Zeit ihren Partner anschauen. Dabei passieren recht interessante Dinge.

Manchmal, wenn ein Mann sich sicher fühlt, vor der zerstörerischen Seite seiner Macht geschützt zu sein, erlaubt er sich die Wut in seinem Körper in ihrem ganzen Ausmaß auszudrücken und hinauszuwerfen. Oft wird dies durch lautes Brüllen begleitet, sein Gesicht läuft rot an und er zittert. Er sieht seine Partnerin mit leuchtenden Augen an. Es ist gegebenenfalls das erste Mal, dass sie ihn so erlebt. Dann fängt die Frau vielleicht an zu schreien und möchte weglaufen und sich weinend verstecken. Sie hat offensichtlich Angst und fühlt sich bedrängt, obwohl die Übung absolut sicher ist.

Nachdem sie sich wieder beruhigt hat, kann sie meist eine Geschichte aus ihrem Leben erzählen, in der sie sich am empfangenden Ende eines zerstörerischen Wutausbruchs vom Vater oder vom Bruder befand, und in der ihre eigenen wütenden Impulse in ihrer Angst untergegangen waren. Auch der Mann hat zweifelsohne eine passende Geschichte über die Erfahrung männlichen Machtmissbrauchs zu erzählen. Vielleicht hat er seiner Mutter unbewusst versprochen, niemals so ein Mann zu werden wie Papa. Beide haben gelernt ihre Wut zu verneinen und zu unterdrücken, und meistens ist ihre Beziehung dadurch unterkühlt.

Eine andere Frau wird vielleicht anfangen zu kichern, es fällt ihr schwer, den Augenkontakt zu halten. Wird ihr Partner dadurch irritiert, was häufig der Fall ist, dann werden beide schüchtern und fangen an wie junge Katzen herumzuspielen und versuchen dann, mit einem nervösen Lachen die Spannung zu lösen. Danach fühlen sie sich oft im Stich gelassen, traurig und irritiert. Beide sind auf einen lebenslangen Konflikt gestoßen: Wenn sie ihre Wut spüren und sich dazu verleiten lassen, diese auszudrückern, und sich mächtig und stark erleben, dann fühlen sie sich hinterher schuldig. Sie schämen sich dafür, so schwach zu sein und der Wut nachgegeben zu haben. Die Schuld hat mit dem Wunsch zu tun, sich von den inneren Eltern zu lösen und unabhängig zu sein. In der Kindheit war dieser Wunsch vielleicht für einen oder beide Eltern bedrohlich. Zum Beispiel für eine Alleinerziehende, die viele persönliche Opfer gebracht hat, um ihr Kind großzuziehen, und die nicht in der Lage war, ihren Neid auf das Kind zu verbergen.

In einem anderen Fall wurde das Kind vielleicht als Puffer benutzt, um die Leere in der Beziehung der Eltern zu überdecken, und so löste jede Bewegung in Richtung Unabhängigkeit eine Atmosphäre der Panik aus. Da sich das Paar immer noch im ständigen Selbstbetrug befindet, schämen sie sich nun.

In einer anderen Situation ist der Mann von der Schüchternheit seiner Partnerin nicht irritiert. Plötzlich wird etwas in der Frau ausgelöst und sie fängt ebenfalls an zu knurren und zu schreien, sie wird rot und zittert. Danach können sie ihre Augen nicht mehr voneinander lassen. Es gefällt ihnen, was sie mit leuchtenden Augen sehen, sie mögen das Gefühl in ihren Körpern. Sie wünschten, die Gruppe würde den Raum verlassen, damit sie zu Ende bringen können, was sie gerade erst begonnen haben.

Natürlich können ähnliche Szenen auch dann auftreten, wenn die Geschlechterrollen genau umgekehrt sind. Es ist schon faszinierend, wie viele Informationen wir über unsere Beziehung zur Macht und der unseres Partners durch diese einfache Übung erhalten. Außerdem kann ein Paar durch diese Erfahrung sehr viel über sein Sexualleben lernen!

Ohne das sichere Gefühl der eigenen Stärke, können wir uns selbst nicht genügend vertrauen und haben dann nicht den Mut uns unserem Partner zu öffnen; freiwillig aufgeben geht schon gar nicht. Wenn wir ständig auf der Hut sind vor Missbilligung, Ablehnung, Verurteilung und Verlassensängsten können wir die Tür zu einem intimen Austausch und freier Sexualität nicht machen. Wenn aber beide Partner lernen, sich mit ihrer Stärke und ihren Gefühlen wohlzufühlen, dann können sie eine Beziehung führen, die Verletzlichkeit und Leidenschaft mit einbezieht.

Liebe und innere Autorität

Wir hoffen es ist nun klar geworden, dass es ein Zeichen von Gesundheit und Wachstum ist, wenn in einer Beziehung Konflikte auftreten. Dies gilt natürlich nur so lange, wie beide Partner sich an dem Prozess beteiligen. Sie sollten verbindlich miteinander sein und genügend persönliche Stärke entwickelt haben, wenn sie Vorteile aus so einem Prozesses ziehen wollen. Sie müssen *in* einen Krieg mit dem Partner, aber *nicht gegen* ihn ziehen.

Der Schriftsteller Sam Keen benennt es: „Was manchmal wie ein Kampf aussieht, ist nur die Wildheit der Liebe. Im Augenblick ist dieser ehrliche Kampf zwischen Mann und Frau vielleicht nicht sehr bequem, aber er ist liebevoller als der ehemals falsche Friede. Sie haben sich statt der stillen Feindschaft, des vergrabenen Ärgers und einer versteckten laschen Kriegsführung für den offenen Konflikt entschieden. Also müssen sie zunächst diesen starken, merkwürdigen Austausch, der zwischen ihnen entbrannt ist, anerkennen. Sie raufen miteinander und vertauschen die Rollen im Heu, sie haben ehrlichen Geschlechtsverkehr, bejahen sich und lernen sich kennen – denn Kontakt ist die erste Voraussetzung für Liebe."[3]

Sobald Konflikte konfrontiert und durchgestanden werden können, sobald die damit zusammenhängenden Kontrollspielchen erkannt werden, gibt es nicht mehr so viele Gründe, Macht einzusetzen. Sobald sich die inneren Kinder davon befreit haben, im Innern Kontrolle ausüben zu müssen, steht die Energie, die vorher noch für das Überleben notwendig war, für anderes zur Verfügung, z.B. für Spontanität. Gleichzeitig findet ein anderer Prozess statt: Dadurch, dass wir zum wiederholten Male die Erfahrung machen, für unsere Offenheit zumindest nicht abgelehnt zu werden, erhalten wir ein größeres Selbstwertgefühl.

Nun, wo wir unsere Emotionen auf viel gesündere Art und Weise regulieren können, erkennen wir, dass die von uns verteidigte Identität nicht unser wirkliches Selbst repräsentierte, sondern nur für eine kriegsmüde Überlebens-Persönlichkeit stand. Dieser Teil der Reise des Paares ist ein transformatorischer Wandel vom Überleben zum Leben. Indem wir vertrauen und Verantwortung für unsere eigenen Bedürfnisse und Gefühle übernehmen, bekommen wir ein realistisches Gefühl unserer Stärke, und die Angst vor dem anderen verschwindet. Da wir für die Bestätigung, dass wir okay sind, nicht länger vom anderen abhängig sind, können wir unsere Elternprojektionen aufgeben. Und so entsteht neben einem realistischeren Gefühl für uns selbst auch mehr Mitgefühl für uns, und damit auch für unseren Partner. Wir erkennen den anderen als stark *und* empfindsam, als unvollkommen, aber dennoch als liebenswert.

Ohne ein Gefühl unserer eigenen Stärke, können wir niemals wahrhaft Mitgefühl haben. Sobald wir aber unseren eigenen Wert erkennen, verschwindet die Angst vorm Verlassenwerden. Die Angst vor Ablehnung weicht der Freiheit, sich auszudrücken. Wenn wir unsere Stärke kennen, können wir sie auch einsetzen. Das Gefühl innerer Stärke unterstützt uns darin, verletzlich und rezeptiv zu sein. Indem wir unsere eigenen Entscheidungen treffen, unsere Wünsche mitteilen und unsere Wut ausdrücken, lernen wir zu lieben. Alle diese Veränderungen führen zu einem qualitativen Wandel von Autorität. Sobald das Bedürfnis nach rigider Kontrolle und Schuldzuweisungen wegfällt, bewegt sich die eigene Autorität gewissermaßen aus ihrem inneren Gefängnis heraus. Wo vorher der innere Elternteil, der Kritiker und der Perfektionist die Richtung angaben, gibt es nun ein gesundes erwachsenes Zentrum. Autoritätsfiguren müssen nicht länger überbewertet oder vom Sockel geholt werden, da Autorität nicht länger auf überholten Botschaften der Vergangenheit beruht. Wahre Stärke beruht letztendlich auf innerer Autorität. Dann beginnen wir in uns eine Stimme wahrzunehmen, die uns rät, aus dem Überlebensmodus auszusteigen.

Der Jungianer und Psychoanalytiker Mario Jacoby beschreibt diesen Wandel folgendermaßen: „Das Kriterium (griech.: *krites*, der Richter) ist letztendlich in jedem von uns. Wenn wir nur genau hinhören, dann können wir die Stimme unseres inneren Selbst wahrnehmen und ein Gefühl dafür bekommen, was für uns richtig ist. Diese persönliche Stimme wird vielleicht nicht laut sprechen und erst nach vielen Fehlversuchen hörbar sein."[4]

Ausprobieren ist wichtig, denn es gelingt meist nicht auf Anhieb, aber wirklich intime Beziehungen geben uns mannigfach Chancen, zu üben.

12. Das Ende der Verwirrung

FISCHER SIND MUTIGE UND GEDULDIGE MÄNNER, obwohl sie vielleicht auch Träumer sind. Sie riskieren ihr Leben auf stürmischer See und warten stundenlang, während sie ins Wasser starren. Wenn die Netze entwirrt werden müssen, widmen sie sich bei jedem Wetter geduldig dieser Aufgabe. Sie wissen, dass ihre Geduld belohnt werden wird.

Solche Qualitäten sind hilfreich, wenn wir bewusst eine intime Beziehung eingehen. Es mag eine Zeit kommen, wo die Wahrheit an unsere Tür klopft und wir sie nicht länger verneinen können. Es mag sein, dass wir durch die Polarisierung zu weit auseinandergedriftet sind oder einer der Partner einen Geliebten hat oder dass wir einfach nur zu müde sind, immer weiterzumachen mit dieser sinnlosen Geschichte. Dann stellen wir fest, dass es bei all dem Durcheinander in unserer Beziehung keine Garantien mehr gibt und wir gut daran tun, bei uns selbst zu landen. Die ganze Zeit über hat uns unser Partner den Spiegel vorgehalten, und nun sagen wir endlich Ja dazu, selbst in den Spiegel zu schauen. Das zu tun ist nicht leicht: Ihr Image kann dabei Schaden nehmen. Aber es lohnt sich, denn das Ergebnis ist ein reiferes und tieferes Bild ihrer selbst und auch ihres Partners. Man muss es ständig und regelmäßig tun, gewissermaßen Tag für Tag, als Teil der Beziehungshygiene. Es ist ein psychologisches Trainingsprogramm, das nach und nach starke Beziehungsmuskeln bildet, und nach einiger Zeit wird es ihnen gefallen. Es ist eine Disziplin, auf die man sich ganz einlassen muss, um von der Beziehung belohnt zu werden. Genauso wie sich der Fischer jeden Morgen um seine Netze kümmert, sodass er vom Meer belohnt wird.

Die Beziehung als Spiegel

Nun haben wir also unseren Glauben an den Sinn und Zweck des Verliebens und seinem Ende vorangebracht. Der Prozess, uns im anderen zu verlieren und hernach wiederzuentdecken, ist komplex. Wir begannen in einem Spiegelkabinett, nun stehen wir genau vor dem Spiegel, der uns zeigen kann, wer wir wirklich sind.

Der Unterschied zum jetzigen Zeitpunkt der Reise ist der, dass wir sehen, dass *wir* nicht der oder die sind, die *wir* glaubten zu sein, statt dies über unseren Partner zu sagen. Es ist so, als käme man aus dem Nebel heraus – eine veränderte Betrachtungsweise, wir sind nicht mehr auf Enttäuschung programmiert, sondern schauen mit nüchterner Klarheit.

Als wir uns ursprünglich zum anderen hingezogen fühlten, waren wir in einem Traum. Es war ein Traum, in dem wir den anderen dafür brauchten, bestimmte Teile unseres Selbst zu tragen, weil wir noch nicht so weit waren, sie anzunehmen. Was uns einst an unserem Partner gefallen hatte, war etwas, das wir in unseren Ursprungsfamilien nicht leben konnten. Die meisten Paare passen auf wundersame Weise zusammen: Um ihren Mangel zu kompensieren, schließen sie sich mit jemandem zusammen, der zumindest am Anfang wie die Verkörperung dessen, was sie vermissen, zu sein scheint.

Bei uns war es der reglementierte Teil in Nick, der sich in den entspannten Teil von Helena verliebte. In unserer Praxis sehen wir diese Kombination zwischen einem offensichtlich gut organisierten und ernsthaften (Erwachsenen) Partner und einem offensichtlich sorglosen oder törichten (Kind) sehr häufig.

Ein Partner mit wenig Selbstvertrauen verbindet sich mit einem anderen, offensichtlich selbstsicheren. Oder anders ausgedrückt: Ein Partner, der in seiner Ursprungsfamilie eher kindlich gehalten wurde, findet einen Partner, dessen Eltern von diesem verlangten, erwachsen zu sein. Sie haben das Gefühl, es gemeinsam schaffen zu können; und sie haben recht, aber nur bis zu dem Zeitpunkt, wo die Enttäuschung sie die Kunst lehrt, sich wieder zu befreien.

Wir haben keine Erklärung dafür, warum wir uns so schnell und exakt aufeinander ausrichten. Es muss ein Geheimnis sein, das mit der schnellen Ortungssfähigkeit unseres Körper-Geist-Systems zu tun hat. Wir schließen daraus, dass wir grundsätzlich in der Lage sind, den zu erkennen, der unsere tiefsten Sehnsüchte erfüllen könnte. Dieses Phänomen ist besonders deutlich bei der „Liebe auf den ersten Blick".

Es gibt ein geheimes Versprechen, das wir auf unsere Liebhaber projizieren: „Sei derjenige, der mich psychologisch ganz machen wird" – „Sei diejenige die mich psychologisch ganz machen wird."

Wir brauchen eine andere Person, um die Teile in uns anzunehmen, die wir lieber nicht zeigen würden, und um das, was verschlossen in uns ist, zu befreien. Aber dieses Versprechen ist nicht nur eine Illusion, weil es etwas hat, das wahrhaftig ist im anderen, ein besonderes Geschenk aus der Ursprungsfamilie: Aspekte, die der andere nicht leben konnte.

Meistens gibt es auch einen Preis dafür zu zahlen: Verhaltensweisen und Einstellungen, die der andere nicht ausstehen kann. Aber dies gehört zum Austausch von Gefälligkeiten in einer Beziehung – man bekommt das eine nicht ohne das andere, denn jeder braucht den anderen, um ganz zu werden. Der/die Geliebte erweist uns einen großen Dienst, indem er/sie uns erlaubt, ihn/ sie als Projektionsfläche zu benutzen. Und wir zahlen mit gleicher Münze zurück.

Der Spiegel der Projektion

Psychologen benutzen das Wort Projektion, wenn sie den Vorgang beschreiben, bei dem jemand ungewollte Teile seiner selbst auf eine andere Person ablädt. Wir können sagen, dass jeder Partner Qualitäten auf den anderen projiziert, mit denen er sich nicht wohlfühlt oder die er noch entwickeln möchte. Wenn wir einen Part des anderen irritierend finden, dann ist dies ein erstes Zeichen dafür, dass wir bereit sind, diese verneinte Qualität in uns wiederzuentdecken oder zu entwickeln. Wenn wir irritiert sind, zeigt das, dass wir uns mit einer bestimmten Qualität oder Einstellung auseinandersetzen müssen.

Häufig werden Projektionen als ein krankhaftes Symptom gesehen – wir sehen sie eher als einen Entwicklungsprozess. Für eine gewisse Zeit brauchen wir den anderen, um „es für uns" zu sein, weil wir noch nicht bereit sind, es selbst zu sein. Der Prozess ist Bestandteil der Entwicklung zu einem selbstbestimmten menschlichen Wesen. Wenn wir unsere Projektionen zurücknehmen, dann verwandeln wir unsere psychologische Welt auf radikale Weise, indem wir unsere Identitäten erweitern – und unsere Beziehungschancen.

Es gibt zwei Bewegungen. Die erste ist die Bejahung der Qualitäten, die wir bis dahin noch nicht als unsere eigenen ansehen konnten. Dies kann zunächst wie ein kleiner Schock sein. Wenn zum Beispiel einer offenlegt, dass sein Selbstwertgefühl wohl doch nicht so toll ist, wie wir es projiziert hatten, dann fühlen wir uns zunächst vielleicht irritiert und im Stich gelassen. Trotzdem war es die Projektion, die uns ursprünglich zusammengeführt hatte!

Mit der zweiten Bewegung entdecken wir unsere Partner neu, befreit von der Last unserer Projektionen. Wir haben nun eine Chance, mit ihnen auf ganz neue Weise zu kommunizieren, als Wesen, die wir bis dahin noch gar nicht gekannt haben. Anders ausgedrückt könnte man sagen, wenn wir Verantwortung für unser Leben übernehmen, wecken wir noch einmal unsere kindliche Neugier auf den anderen, auf sein einzigartiges Wesen. Es kann ein Neubeginn der Liebe sein.

Wenn wir dies nicht machen, werden wir weiterhin unseren Partner für unsere Zwecke benutzen. Projektionenen in Beziehungen werden krankhaft, wenn die Partner sich ständig gegen das zurücknehmen wehren.

Die erste Funktion des Spiegels ist es, Licht auf die Projektionen zu werfen. Aber es gibt noch eine andere, feurige Seite. Auch unsere weniger attraktiven Teile werden deutlicher wahrgenommen. Um ein guter Spiegel dieses Charakterzugs zu sein, ist ein gewisser Grad des Nicht–Annehmens unseres Partner nötig. Wir glauben, dass uns unser Partner mit dem Nicht-Annehmen dieser kompensierten und nur aufs Überleben ausgerichteten Verhaltensstrategien einen Dienst erweist: Wir können die ungesunde Seite unserer angenommenen Persönlichkeit selbst erkennen. Wir können dann genau sehen, *wie* wir es uns im „Sicherheitsabstand zur Intimität“ bequem machen. Wir werden mit Teilen unseres Selbst konfrontiert, die wir im Komfort unseres alten Selbstbildes lieber gar nicht erst angeschaut hätten. Klar mögen wir nicht gerne mit unseren schlimmsten Seiten konfrontiert werden, aber nur jemand, der mit uns in diesen „Traum von Liebe“ gegangen ist, kann uns so nahe kommen, diese Seiten zu entdecken, sie zu fühlen und sie abzulehnen, und uns dadurch vielleicht helfen, aufzuwachen.

Die unangenehmsten Seiten, die wir an uns entdecken, haben mit folgenden Themen zu tun:

- Wie sehr oder (in Reaktion) wie wenig wir unserem Erziehungsmodell ähneln.

- Wie wir den anderen für unsere Zwecke manipulieren.
- Wie wir aus Angst vor dem Unbekannten bekannte Leiden der Vergangenheit wiederholen.

Es ist immer unangenehm, das im Spiegel zu erkennen. Vielleicht müssen wir feststellen, dass wir totale Beziehungsanfänger sind, dass wir keine Vorstellung davon haben, was es bedeutet Nähe zuzulassen, egal wie lang wir es bereits versucht haben. Trotzdem ist es für die Partner ein wichtiger Schritt, nur so kann eine Beziehung sich wandeln: Von einer an unbewussten Bedürfnissen und Verhaltensweisen gebundenen, zu einer zwischen verantwortlichen erwachsenen Partnern, die bereit sind, sich abermals zu binden. Diese neue Verbindlichkeit kann nun aus einer erwachten Realität geschehen, und sie markiert den Beginn einer neuen Phase: Wir lernen den Traum wach zu leben.

Als sie aufgehört hatte zu reden, begann er wieder normal zu atmen. Er hatte wirklich genau zugehört. Es war nicht leicht gewesen. Er hatte sich gezwungen, dabei zu bleiben. Sie hatte eine gute Viertelstunde gesprochen und er hatte nichts gesagt und mit gebeugtem Kopf dagesessen. Er hatte erfolgreich versucht, seinen Verstand davor zu bewahren, ständig abzudriften. Er war mit sich zufrieden. Er versuchte zu ergründen, inwieweit die vielen Missstände, von denen sie erzählt hatte, der Wahrheit entsprachen, inwieweit er die Kreatur war, die sie soeben beschrieben hatte.
Ja, er wusste von seinem Egoismus, und dass er ein Feigling war, und dass viele seiner Reaktionen in ihren Auseinandersetzungen nur aus einer Abwehrhaltung heraus geschahen, wie bei einem verängstigten Tier. Er konnte erkennen, wie häufig er, um sich zu verteidigen, verbal grob wurde und sie

verletzen konnte. Es tat ihm leid, dass dies immer noch so war, obwohl er versucht hatte, sich diese Verhaltensweisen abzugewöhnen. Er wollte nicht länger so ein Einzelgänger sein. Er wusste, dass er ein Leben lang gelernt hatte, mit unerfüllten Bedürfnissen zu leben, sodass er schon gar nicht mehr erwartete, dass sie erfüllt würden. Auch hatte er Wege gefunden, um zu bekommen was er wollte, ohne sich dabei allzu verletzlich zu machen. Er wusste, dass er somit kein einfacher Partner war und sie dies verärgern würde.
Aber warum hatte sie sich so sehr auf ihn konzentriert? Worum ging es dabei? Warum änderte sich das nie? In der Paarberatung hatte man ihnen gesagt, dass sie herausfinden sollten, was sie beide als Geschenk und als Fluch mit in die Beziehung einbrachten. Konnte es sein, dass er der Einzige in der Beziehung war, der Schwierigkeiten machte? Es konnte doch nicht sein, dass er ein Monopol auf Flüche hatte, oder?
Er bemerkte, wie er sich selbst bemitleidete, aber schnell verwarf er diesen Gedanken. Das war alt. Er wusste, dass er davon genug hatte. Jetzt wollte er sich anders verhalten.
Er schaute zu ihr auf. Er wollte ihr sagen, dass dies nicht der Weg sein konnte, wenn sie bei der genauen Beschreibung seiner Fehler stecken bleiben würde. Aber er wusste nicht, wie er es ihr sagen sollte, sodass sie es auch hören konnte, weil er wieder so aufgeblasen reden würde. Er war sich sicher, dass sie in Gedanken bereits wusste, wie er sie gleich niedermachen würde, obwohl er ihr eigentlich nahe sein wollte. Er wünschte, er könnte in diesem Moment etwas mehr Vertrauen in seine Beziehungsfähigkeit haben.
In Wahrheit wusste er nicht, wie es ging. Aber er wollte es.

Der Tanz im Spiegel und das unendliche Muster

Unsere Entwirrungsarbeit zeigt uns, wie wir mit Konflikten neu umgehen können und sie auch schätzen lernen. Es ist nicht einfach sich einen Weg durch das Dilemma Macht und Verletzlichkeit, Abhängigkeit und Unabhängigkeit, Alleinsein und Zusammensein zu bahnen. Diese Konflikte können zeitweise durch den Rückzug in den Distanzierer-Verfolger-Tanz gelöst werden oder durch die Bindungsmuster, die den Eltern-Kind-Konflikt in der Psyche äußerlich sichtbar machen. Der Spiegel der Selbstreflexion wirft viel Licht auf diese Muster. Aber es braucht viel Arbeit, die gewohnheitsmäßigen Verhaltensweisen zu verändern. Wenn wir erkennen, wie begrenzend diese Muster sind, kann das eine Motivation für die Arbeit an uns selbst sein.

Wir haben eines Tages, als wir ein Diagramm untersuchten, das das Bindungsmuster unserer Beziehung darstellte, einen Kreislauf der Energie dabei erkannt. Er bewegte sich in einer Schleife zwischen dem inneren Kind und dem inneren Elternteil, von oben nach unten und wieder zurück.

Diagramm des unendlichen Musters

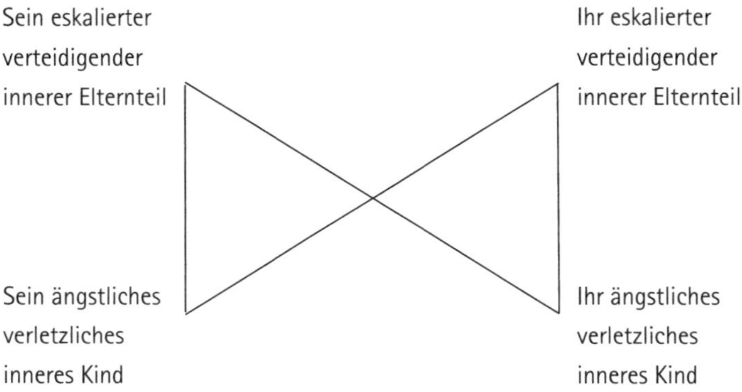

Wir erkannten eine Form, die uns an die Figur einer liegenden Acht erinnerte. In der Mathematik ist dies das Symbol der Unendlichkeit. Es lief uns kalt über den Rücken, als wir erkannten, dass man für immer in diesen Mustern bleiben könnte. Sich immer im Kreis zu drehen, niemals auszusteigen, um es schließlich den Kindern zu überlassen, die Angelegenheit zu Ende zu bringen oder sie auch weiter zu wiederholen.

Obwohl es eine ernste Sache ist, ewig in Bindungsmustern eingesperrt zu bleiben, haben diese doch einen Wert: Sie stellen uns das Material zur Verfügung, über das wir uns bewusst werden müssen, damit wir psychologisch wachsen können, und die Physik davon, können wir uns zunutze machen. Wir können die dynamische Energie der Bindungsmuster für unseren Willen zur Veränderung nutzen.

In diesem energetischen Austausch beginnt das innere Kind einer Person sich nach außen zu orientieren (auch wenn es den durch seinen Partner verkörperten Elternteil konfrontiert und beschuldigt), anstatt die Energie in seinem Inneren zu nutzen (so würde es den Geboten des inneren Elternteils gerecht). Dies ist ein erster Schritt in Richtung Freiheit, weil es den verinnerlichten Autoritäten Kraft entzieht. Es besteht natürlich die Gefahr, beim Aufdecken dieser Energien stecken zu bleiben. Meistens entsteht dabei aber ein solcher Aufruhr, dass beide den Anstoß verspüren, sich tiefer damit auseinanderzusetzen – wenn sie klug sind. Wenn nicht, dann werden sie sich enttäuscht zurückziehen, wahrscheinlich um das Ganze bald mit einem anderen Partner zu wiederholen, vielleicht will etwas in uns das alles bewusst machen, um sich weiterzuentwickeln.

Es gibt noch etwas, das es erschwert, von der energetischen Spannung zwischen Partnern zu profitieren. Es ist die Neigung Leid zu wiederholen. Die Auswirkungen davon können manchmal jedem Verständnis trotzen. Einige Paare bleiben in Mustern gefangen, die vollkommen resistent gegen jeden Befreiungsversuch sind, obwohl sie nicht funktionieren. Die Muster können folgende Gestalt haben: „totales Durcheinander“ oder „nicht endende Erstarrung“.

In beiden Fällen haben entweder einer oder beide die Tendenz, jeden Versuch in Richtung Veränderung zu sabotieren. Wenn dies nur von einem Partner ausgeht, dann spielt der andere eher eine passive Rolle, aber die des Komplizen. Es hat den Anschein, als wäre die Beziehung sonderbarerweise abhängig vom Unglücklichsein. Der Teil, der für solche Taktiken verantwortlich ist, wird von Psychotherapeuten als „innerer Saboteur“ bezeichnet. Er kann in Beziehungen seinen großen Auftritt haben.

Woher kommt diese Sucht zu leiden? Wahrscheinlich ist sie eine groteske Form der Loyalität dem inneren Kind gegenüber, das soviel gelitten hat. Es kann das Leben nur ertragen, wenn es sich auf bekannten, sicheren Wegen bewegt.[7] Wenn sie als Kind gelernt haben, dass niemand verlässlich genug war, um sie zu beschützen, und sie deshalb einige Überlebensstrategien entwickelten, die funktionierten, warum sollten sie diese dann als Erwachsener aufgeben? Wenn man einmal gelernt hat, ohne Liebe zu leben, dann ist es wahrscheinlich zu schmerzhaft, sich noch einmal für die Sehnsucht nach ihr zu öffnen.

Mitgefühl für die Aufgabe

Die populäre Psychologie läuft manchmal Gefahr, einen Kult um das innere Kind zu machen, während sie keine Möglichkeiten aufzeigt, um seiner inneren Tyrannei zu entkommen. Wir glauben, dass eine verbindliche Beziehung der beste Weg ist, um das innere Kind zu heilen. Dazu ist viel innere Arbeit notwendig, um die Bindungsmuster zu überwinden. Die mit einer Tendenz zum Elternteil müssen lernen verletzlicher zu sein. Die, die sich verletzt oder missverstanden fühlen, müssen lernen sich selbst zu behaupten und sich auf ihre Stärke zu konzentrieren. Derjenige der z.B. instinktiv aus dem kritischen inneren Elternteil im Verfolgerstil agiert, muss große innere Veränderungen machen, um damit aufzuhören. Es erfordert viel Willensstärke, Selbstbewusstsein und Entschlossenheit und Reue für die Verletzungen, die dem Partner zugefügt wurden. Sobald ein Paar über diese Verletzungen reden kann, wenden sich die Dinge zum Besseren. Allerdings gibt es auch Situationen die sich erst verschlimmern, bevor sie besser werden.

Der Heilungsprozess vollzieht sich in einer bestimmten Reihenfolge. Zuerst kommt die Ablehnung des gewohnheitsmäßigen Musters im anderen und in einem selbst. Dann folgt die lange mühselige Arbeit, all diese Fäden zu entwirren. Mitgefühl mit sich und dem Partner ist dabei die Grundvoraussetzung und einzig verlässliche Methode, um Bindungsmuster zu transformieren und das innere Kind zu befreien. Zu wissen, dass der Partner hinter der Beziehung steht, schafft die Sicherheit den Enthüllungen beim Spiegeltanz zu begegnen und die Projektionen des Partners zu ertragen. Zudem schafft die Verpflichtung Zeit; Zeit die man benötigt, um über das reine Überleben hinauszugelangen. Die Einstellung „Ich bleibe, solange es sich gut anfühlt", ob ausgesprochen oder nicht, erhält die Abwehrmechanismen aufrecht. Wenn wir herausfinden, dass unser Partner bereit ist, unsere schlimmen und unsere besten Seiten zu tolerieren, und wir durch mehr Selbsterkenntnis uns mehr annehmen, können wir langsam auch unser Kontrollbedürfnis aufgeben.

Durch diese Lockerung fließen unsere Gefühle spontaner. Manchmal kommt nach der Entwirrung zunächst ein tiefes Gefühl der Trauer, eine Melancholie, eine Sehnsucht oder eine merkwürdige Ruhelosigkeit. Wenn ein Paar lernt, diese Gefühle anzunehmen, sie miteinander zu teilen und sich nicht davor zu fürchten, selbst wenn es keinen offensichtlichen Grund dafür gibt, dann kann Heilung passieren. Wenn diese Gefühle aber nicht als freigesetzte Energie erkannt werden, dann kann das falsch interpretiert werden. So ein Durchbruch kann sich am Anfang nämlich wie ein Zusammenbruch anfühlen. Ein Partner kann ohne böse Absicht panisch werden und denken: „Oh nein-nicht schon wieder! Was habe ich nur getan, oder nicht getan? Ich fasse es nicht, dass wir uns schon wieder an diesem Punkt befinden!"

Es erfordert sehr viel Bewusstheit und persönliche Stärke, um an dieser Stelle nicht wieder in Bindungsmuster und das Drama-Dreieck zurückzufallen – obwohl es passiert. Aber nicht verzagen! Ihre Beziehung richtet ihren Blick auf eine neue Ordnung der Dinge, es muss einfach schwierig sein. Sobald sie spüren, dass sie wieder feststecken, machen sie es deutlich und lassen etwas Zeit verstreichen, damit sich die Dinge beruhigen können. Und seien sie gnädig mit sich. Bringen sie noch einmal das nötige Vertrauen und den Mut auf, ihre Tür für die Liebe zu öffnen. Dies ist ein sehr zarter und empfindlicher Prozess. Wird die Trauer erlaubt, so trifft sie auf eine stille, aber dennoch starke Freude. Wenn Trauer und Freude im selben Haus leben können, dann wird sich das Mitgefühl, das beide für diese Aufgabe brauchen, einstellen.

Der weise Einsatz des Spiegels

So, wie sie fähig werden, den Spiegel der Selbsterkenntnis zu nutzen, so werden sie auch lernen, die Schwierigkeiten der anderen zu sehen. Achtung dabei! Was immer sie über den anderen erfahren, hilft nur, wenn sie es durch die Augen des

Mitgefühls und des Verständnisses sehen. Nur was sie über sich selbst erfahren, kann ihnen dabei helfen, ihr Verhalten zu verändern. Es ist nicht schwer, kritisch zu sein, und wenn die Situation für *sie* brenzlig wird, *ihn* zu kritisieren. Es mag dem Partner helfen, wenn sie ihm als nahestehende Person den Spiegel vorhalten, aber der Spiegel ist zum Anschauen – und keine Waffe. Deshalb ist die beste Analyse der Welt noch kein Garant für Hilfe, solange sie dem anderen und nicht ihnen selbst gilt.

Es ist auch nicht besonders schwierig, festgefahrene Muster in anderer Leute Beziehungen zu entdecken. Es wäre leicht, Menschen zu beraten, wenn es nur darum ginge, irgendwelche Fehler aufzuzeigen. Aber die Fähigkeit liegt darin, anderen das Gefühl zu geben, dass die gezeigten Einsichten ihre eigenen sind, die sie für die Veränderung nutzen können. Es ist höchst unwahrscheinlich, dass sie neutral genug sind, um dies für ihren Partner zu tun. Wir jedenfalls finden es schwierig!

Bindungsmuster zu erkennen ist natürlich eine bewundernswerte Fähigkeit; es ist eine unheimliche Erleichterung, wenn Dinge beim Namen genannt werden und wenn noch Humor dazukommt, dann wird die Last leichter. Aber es sollte schon richtiger Humor sein und kein Sarkasmus –, aufrichtiger Humor über die Verrücktheit des Lebens.

Eine weitere nützliche Fähigkeit ist die, zu einem unbarmherzigen inneren Jäger zu werden, der dem inneren Saboteur mit aller Härte nachstellt. Dieser wird sagen: „Ich war nur um deine Sicherheit besorgt." Um ihn zu überwältigen, müssen sie ihrer Stimme Autorität verleihen und antworten: „Jetzt bin ich der Boss."

Wenn sie sich aufrichtig wünschen, von den Krücken der Bindungsmuster loszukommen, dann werden sie eine neue Gangart finden, eine, die nicht unbedingt ihrer Gewohnheit entspricht. Am Anfang wird es nach schwerer Arbeit aussehen, mit wenig Raum für Spontaneität. Es gleicht dem Versuch das Rauchen aufzugeben. Kein noch so großer Druck von außen kann sie dazu bringen. Nur ihre eigene Entscheidung wird einen bleibenden Effekt haben. Selbst dann müssen sie sich für einige Zeit jeden Tag neu dafür entscheiden. Um Nein zu ihren bekannten Verhaltensweisen und natürlichen Reaktionen sagen zu können, werden sie sich immer wieder daran erinnern müssen, dass sie zu etwas Neuem freiwillig Ja sagen und sich nicht nur etwas wegnehmen.

Wenn sie dies durchhalten, werden sie schließlich einen Wandel in ihrem Inneren erfahren. Eine Stimme mit innerer Autorität wird sie unterstützen. Es ist die Stimme ihres erwachsenen Selbst, das nur ihr Bestes von ihnen will, eine Stimme, die ihnen wohlgesinnt ist.

13. Mitgefühl

SOBALD WIR AKZEPTIERT HABEN, dass wir unser Angelschnüre entwirren müssen, mutig in den Spiegel geschaut haben, den uns unser Partner vorhält, ist es an der Zeit, unseren Fang mit anderen Augen zu betrachten. Angst und Sicherheitsbedürfnisse werden durch Mut und Mitgefühl ersetzt, wir fangen an die Verwicklungen zu verstehen, und wer wir geworden sind, und wer der andere vielleicht sein mag. Wir erkennen, dass es ein zärtliches Wunder ist, wenn zwei Menschen unterschiedlichen Geschlechts den Mut haben zusammenzuleben. Die Beziehung ist viel mehr, als wir erwartet hatten. Beiden Partnern gebührt Mitgefühl dafür, diese Aufgabe angenommen zu haben.

Mitgefühl für den Beziehungsalltag zu entwickeln heißt auch, leidenschaftlich mit sich selbst zu sein, da dies nicht leicht ist, ja eher wild. Sie müssen streng mit sich sein. Sie verzichten auf die Zusammenarbeit mit dem Teil ihrer Persönlichkeit, der sich bereitwillig mit vertrautem Leid arrangiert. Sie achten genau auf die innere Stimme, die von ihnen verlangt, dass sie ihr Bestes geben, anstatt auf die Stimme zu hören, die Sicherheit empfiehlt. Mit sich selbst leidenschaftlich zu sein bedeutet aber nicht, dass sie immer recht haben.

Mit-gefühl mit ihrem Partner zu haben bedeutet, immer besser darin zu werden, sich in die Lage des anderen hineinzuversetzen, zu verstehen, wie bestimmte Situationen ihn beeinflussen, statt eine festgefahrene Vorstellung davon zu haben. Es gilt: „Im Zweifel für den Angeklagten." Sie geben den Wunsch auf, einen perfekten Partner haben zu wollen, stattdessen lassen sich sich wirklich auf ihn ein – ganz. Sie erwarten immer noch, dass er gut ist und sein Bestes gibt, etwas das sie auch von sich selbst verlangen. Aber nun wissen sie in ihrem Herzen, was wichtig ist, wie schwierig es ist, und wie empfindsam und heilig Menschen sein können. Es ist gut sich bewusst zu machen, wie zerbrechlich wir alle sind, wie es von Sting in einem Lied so wunderbar formuliert wurde.

Im Wesentlichen heißt das, Mitgefühl füreinander haben und dies leidenschaftlich ausdrücken, etwas Gemeinsames schaffen, welches das Produkt ihrer Liebe ist, und die sichtliche Verwandlung einer ursprünglich unbewussten Anziehung in eine bewusste geerdete Realität.

Wie sieht dies in der Praxis aus? Bedeutet dies, dass sie niemals streiten oder immer einer Meinung sind? Natürlich nicht. Es ist gut möglich, dass sie die merkwürdigen Angewohnheiten ihres Partners immer noch nicht leiden können, sie werden sich ihm gegenüber nicht immer liebevoll fühlen, oder möchten nicht alle Zeit gemeinsam verbringen. Aber es bedeutet schon, dass sie ihrem Partner nicht mehr erlauben, sie völlig aus der Fassung zu bringen, denn sie wissen, dass ihre Beziehung – also sie *und* der andere – ihre Wahl ist, sie ist ihre Liebe und ihre Kreativität. Auch weil es mehr wirklichen Frieden gibt, fühlt sich die Beziehung verwandelt an. Sie sind nicht mehr nur miteinander beschäftigt. Rein äußerlich betrachtet, sieht es nicht sehr aufregend oder anders aus, aber innerlich fühlt es sich total anders an. Die Menschen werden ihre gemeinsame Aura wahrnehmen, einen besonderen attraktiven Duft, der einen Geschmack davon gibt, was eine mitfühlende Beziehung zu bieten hat.

Eines Morgens erwachte sie allein in ihrem Bett, immer noch müde von der Nacht, in der sie und ihr Partner wieder einmal eine dieser furchtbaren Streitereien hatten. Doch etwas in ihr war an diesem Morgen anders. Jetzt hatte sie endgültig genug, aber sie dachte nicht daran, ihn zu verlassen, um ihre

Bestimmung woanders zu finden. Nein, sie hatte genug von diesem blödsinnigen Spiel, das sie beide miteinander spielten. Sie hatte das Gefühl, endlich ihre Lektion gelernt zu haben. Nach all diesen Jahren waren sie immer noch zusammen. Sie konnten sich immer noch über das Verhalten des anderen aufregen. Tief in ihrem Herzen wusste sie, dass sie ihn liebte. Ihr Missverständnis gründete sich darauf, dass sie ihn nicht immer mochte, eigentlich mochte sie ihn manchmal überhaupt nicht und verstand ihn ebenso wenig, deshalb hatte sie mal gedacht, dass sie nicht für einander bestimmt waren und dass es keine Liebe war.
Aber sie liebte Kinder, Freunde, Katzen – sogar sich selbst –, ohne das alles perfekt war, also warum sollte sie es von ihm erwarten? Sie wollte keine Bedingungen stellen.
Egal was heute Morgen sein würde, sie wollte ihr Bestes geben, die Dinge zu ändern.
Mit einem „Guten Morgen!" grüßte sie das ernste blasse Gesicht, dessen Blick sich in einer leeren Kaffeetasse verlor.
„Du siehst aus, als hättest du letzte Nacht genauso wenig geschlafen wie ich. Ich weiß nicht, warum wir so miteinander umgehen, aber selbst wenn du es mir jetzt nicht glaubst, will ich dir sagen: ‚Ich liebe dich', und ich möchte einen Weg finden, mit unseren Schwierigkeiten umzugehen, der uns nicht kaputtmacht."
„Du liebst mich! Großartig!", entgegnete er mit seiner besten hilflos ironischen Stimme. „Was genau willst du? Ich bin erschöpft und habe ein Meeting heute Morgen, schau mich nur an! Bitte lass mich jetzt allein, ich hab's satt."
Als sie sein Selbstmitleid registrierte, zuckte sie zurück. Sie hatte es gerade so eben geschafft, ihre übliche Reaktion, sich abgelehnt zu fühlen, zu überwinden. Auf keinen Fall wollte sie jetzt weinen oder ihn anschreien.

„Ich weiß, was du meinst. Aber ich liebe dich wirklich und ich glaube, du liebst mich auch", sagte sie stattdessen. „Es ist einfach nicht gut, wie wir miteinander umgehen. Wir haben beide Besseres verdient. Möchtest du noch etwas Kaffee?"

„Ok", sagte er zur Tasse.

Später, als er ins Bad ging, um sich zu rasieren, stellte er fest, dass es ihm vor dem Tag nicht mehr so sehr graute wie beim Aufwachen. Ab und zu erhaschte er einen Blick von ihr im Spiegel, als sie sich für den Tag fertig machte. Sie wirkte wirklich anders, sie ruhte mehr in sich. Er war sich nicht sicher, ob er seinem Eindruck vertrauen konnte, aber er mochte, was er sah. Es ängstige ihn ein wenig, aber er stellte fest, wie attraktiv sie wirkte, und auch wenn er es niemals zugeben würde, so bewunderte er doch ihre leidenschaftlichen Ausbrüche. Wenn sie doch nur mehr von dieser Energie in anderes stecken würde, dann könnte das Leben besser sein.

Auf dem Weg zur Arbeit war er immer noch in seinen Tagträumen mit ihrer Veränderung beschäftigt. Seine Augen wurden feucht, es war nicht unangenehm, aber ein klein wenig seltsam war ihm schon. Er begann sich Fragen zu stellen. Konnte er damit umgehen, dass sie ihn nach allem, was sie durchgemacht hatten, immer noch liebte? Konnte er dem vertrauen? Natürlich sehnte er sich danach, geliebt zu werden – das konnte er zugeben –, aber wenn die Liebe an seine Tür klopfte, konnte er sie dann auch hereinlassen? Manchmal hatte selbst er sich gefragt, wie es wohl wäre, sich ganz sicher zu sein, dass man geliebt wird. Er wusste, dass er mürrisch und voller Selbstmitleid war, so sehr, dass er es Simon, seinem besten Freund, nie zeigen würde.

Er wusste auch, dass er das aufgeben musste. Also beschloss er, einen positiven Schritt in ihre Richtung zu tun und ihr zu

sagen, dass er von seinem Problem wusste, und dass nicht alles ihre Schuld war.
Was sollte er tun? Sie auf der Arbeit anrufen, sobald er angekommen war? Sie zum Essen einladen oder ihr Blumen schicken? War das alles nicht ein bisschen zu dick aufgetragen? Und wenn sie ihn wieder ablehnen würde?
„Ach, zur Hölle damit! In Gottes Namen, tu es einfach, Mann!", rief eine ungewohnt laute Stimme im Auto.
Von wo in aller Welt kam denn die her?

Kummer – Hebamme für ein neues Leben

Mitgefühl ist ohne den freien Zugang zu unseren Herzen unmöglich; es hat nichts damit zu tun, jemanden zu bedauern. Während für die Entwicklung von persönlicher Stärke eine gewisse emotionale Fähigkeit nötig ist, tritt wahres Mitgefühl nur in Erscheinung, wenn wir uns freiwillig verletzlich machen. In diesem Zusammenhang ist Kummer ein wichtiges Gefühl. Vielleicht haben wir den Eindruck erweckt, dass die Enttäuschung und der Konflikt in Beziehungen nur zur Selbsterkenntnis führen. Tatsächlich ist dieses Bewusstsein nutzlos, wenn wir keine Tränen vergießen oder unser Herz nicht öffnen können.

Eine Beziehung bringt Wunden und Reue mit sich. Leid ist eine der Hauptkomponenten zwischen Liebenden. Es gibt Zeiten in einer Beziehung, wo das Gefühl, alleingelassen zu werden, zu einer Tragödie wird, in der sich die Person allein, gefangen und verraten fühlt. Affären können Gefühle von Betrogensein hervorrufen, die ein Leben lang anhalten. Manchmal können unbeabsichtigte Beleidigungen zu Beginn einer Beziehung Wunden verursachen, die niemals zu heilen scheinen. Auf dem Weg der Liebe gibt es viele Gelegenheiten, den anderen zu verletzen. Diese Verletzungen sind nicht eingebildet, sie sind real. Selbst wenn es nur darum geht, sich missverstanden zu fühlen und man darüber aufgeklärt wird, können solche Verletzungen bleibenden Schaden anrichten.

Leid ist eine Qualität, die auf das intimste mit der menschlichen Seele verknüpft ist; wer sich damit beschäftigt, stärkt die Seele. Man kann es vermeiden, wenn man entweder ein tapferes Gesicht aufsetzt, die Dinge unter den Teppich kehrt oder sich trennt und davonläuft. Aber der Kummer wegen der Wunden aus einer Beziehung ist groß. Er ist ähnlich groß wie die Trauer um einen Toten – nur wenn man getrauert hat, ist man frei, im Leben weiterzugehen – eine nächste Stufe zu erklimmen.

Mit Kummer sollten beide umgehen. Es ist nicht gut, wenn einer ständig traurig ist und der andere ungeduldig darauf wartet, dass es endlich aufhört. Dies verstärkt nur die von beiden gefühlte Einsamkeit. Nein, der Kummer muss gemeinsam erfahren werden. Clarissa Pinkola Estes schlägt vor, eine Karte der Beziehung anzulegen und all die kleinen Tode zu markieren, ganz ähnlich den Kreuzen am Straßenrand, die in katholischen Ländern an Verkehrsunfälle erinnern.[1] All die Verletzungen, falschen Entscheidungen, die nicht erkannten Möglichkeiten, die Beleidigungen und Verärgerungen sollten hier in ihrer Reihenfolge aufgeführt werden. Wir meinen, dass dies ein gutes Werkzeug zur Heilung sein kann, wenn man mit Respekt darangeht. Aber Vorsicht, sie riskieren es, Dinge aufzuwühlen, von denen sie wünschten, dass sie besser im Verborgenen geblieben wären, und sie sich abermals missverstanden fühlen und erneut in Bindungsmuster zurückfallen könnten.

Es ist sehr leicht, die Anspannung aus dem Kummer zu nehmen, indem man sich auf bewährte Muster besinnt, statt einfach mit dem Schmerz zu sein. Die meisten von uns haben in ihrer Kindheit hart daran gearbeitet, Methoden zu entwickeln, die den Schmerz vermeiden, darum kostet es Mühe, ihn einfach nur zu fühlen. Wenn sie beide Kummer über ihren Verrat und Mitgefühl für ihren Selbstbetrug entwickeln können, dann können selbst schlimme Zeiten verwandelt werden. Kummer ist eine natürliche Eigenschaft der Seele – wir müssen nichts tun oder etwas lernen, wir müssen ihn nur zulassen.

Kummer gibt jedem Menschen mehr Tiefe. Dies gilt überall; Kummer überwindet jegliche Täuschung. Wenn wir ihn in unserem Leben nicht zulassen können, dann wird er andere Wege finden – vielleicht als Depression oder andere Krankheit. Ihn zu vermeiden wird mit Sicherheit eine Kluft zwischen ihnen schaffen. Wer aber den Schmerz fühlen kann, wird feststellen wie sein Herz weicher und stärker wird. Er befähigt uns zur Liebe. Liebe heißt, etwas von unserem Herzen zu geben. Ein offenes und starkes Herz ist die Voraussetzung, um Kummer anzunehmen und tief empfundene Gefühle miteinander zu teilen. Wenn der Kummer angenommen werden kann, dann erhält das innere Kind eine Botschaft, die alle vorherigen überschreiben kann. Die Botschaft lautet: Verletzlich zu sein ist erlaubt. Vielleicht kann sich dann zum ersten Mal das Kind in ihnen sicher genug fühlen, sich zu öffnen und mit dem anderen in Kontakt zu treten.

Das dritte Wesen – die Seele der Beziehung – kann nun seine Präsenz fühlbar werden lassen.

Lieben lernen

Verletzlichkeit ist sicherlich ein Tor zur Seele – aber es ist nicht das Kind, das die Tür zum anderen oder zur Seele öffnet. Die Vorbereitungen werden von einem wachen, gestärkten und mitfühlenden Erwachsenen getroffen. Es ist der Erwachsene, der seine eigene Realität schaffen kann, um persönlich ganz zu werden und freiwillig Intimität zuzulassen. Dann öffnet man sich ganz natürlich – durch Gnade. Dies kann einige Zeit dauern, denn die Seele folgt keiner Terminplanung. Bevor wir sagen können, dass wir etwas von Liebe verstehen, kann sehr viel Zeit vergehen.

Mittlerweile sind wir soweit, unsere innere Arbeit mit einem sanfteren und gestärkten Herzen einen Schritt weiterzuführen. Da wir uns nicht länger mit Verteidigungsstrategien aufhalten, können wir unserem Spiegel die entscheidende Frage stellen. Sie lautet: „Was sind *meine* Schwierigkeiten in der Liebe?“

Jetzt ist es ganz wichtig, darauf zu achten, wie wir *jetzt* lieben, nicht wie wir in der Vergangenheit geliebt oder nicht geliebt wurden. Wir wissen, dass wir wie Anfänger von vorn lernen müssen, wie man liebt. Wenn wir das willentlich tun, blockieren wir die üblichen Strategien unserer Suche nach Liebe. Dies wird uns verdeutlichen, wie wir Liebe vermeiden, zurückhalten oder andere manipulieren, um geliebt zu werden. Viele von uns werden sehr genaue Botschaften im Spiegel erkennen.

Antworten auf diese Fragen zu finden, verstehen wir als Suche nach persönlicher Meisterschaft, die Aufgabe eines mitfühlenden Kriegers. Der andere wird zum lebendigen Feedbacksystem, zu einem Barometer für Intimität, ein Gefährte auf demselben Weg, aber vor allem zu jemandem, den wir lieben und vor dem wir keine Angst haben. Die Lösung liegt nicht im Wissen oder der persönlichen Meisterschaft – die Lösung ist Liebe.

Vielleicht werden wir unseren Geliebten nie ganz verstehen. Aber spielt das eine Rolle? Durch Mitgefühl wird unsere Einstellung weniger heldenhaft, dafür eher kontemplativ. Keiner von uns wird jemals perfekt sein, aber das Schicksal hat uns zusammengebracht. Wofür? Sollen wir wagen zu träumen?

Wenn Kummer nicht länger vermieden wird und Mitgefühl vorhanden ist, dann haben Gegenwart und Zukunft größere

Bedeutung als die Vergangenheit. Das Mysterium des anderen erweckt unsere Neugier, und ebenso die Möglichkeit etwas gemeinsam zu erschaffen.

Wie Osho es sagt: „Beziehungen sind ein Mysterium, das gelebt werden will, nicht ein Problem, das gelöst werden muss."

In der Liebe zählt Neugier mehr als Verständnis, mehr als die Fähigkeit, zu kommunizieren. Endlich begreifen wir, dass wir in der Lage sind mit einem ganz anderen Menschen zusammenzuleben. Wenn doch die Nationen dies auch begreifen würden!

Wenn wir lernen mit Unterschieden zu leben, dann bereichert dies unsere Herzen und vertieft unser Leben. Vorstellungen über Perfektion verlieren ihre Bedeutung. Manchmal empfinden wir unsere Beziehung noch immer als zu eng, zu erstickend, dann brauchen wir etwas Luft. Wir sehnen uns nach ein wenig Freiheit; aber sobald unser Bedürfnis befriedigt wurde, bemerken wir, wie sich die Richtung wieder verändert.

Nun möchten wir nach Hause zurückkehren, wo wir unsere Wurzeln haben. Wir sind nah am Herzen des dritten Wesens, unserer Beziehung, ruhen uns auf dessen Brust aus und fühlen, wie sich seine Lungen füllen und ausdehnen, zusammenziehen und leer werden, und auf diese Weise den Rhythmus des Lebens spiegeln.

14. Tod

Lieben heißt annehmen und zur selben Zeit den vielen Abschieden und den vielen Neuanfängen standzuhalten, alles in ein und derselben Beziehung.

Clarissa Pinkola Estes[1]

WÄHREND WIR IN UNSEREM REFUGIUM auf dem Lande schreiben, ist es Herbst geworden, die Traubenlese ist vorbei. Im Garten hängen die Feigen dunkel und schwer, Walnussbäume lassen ihre schwere Frucht fallen, die gelben Blätter werden schon bald folgen. Der Boden ist übersät mit Äpfeln und Kastanien, Zugvögel bereiten sich auf die Abreise vor oder treffen ein, sie verschönern den Himmel mit ihren Formationstänzen, wie reine Energie in Bewegung. Die Eichhörnchen haben ihre Schüchternheit vergessen und springen von Baum zu Baum, dabei sammeln sie so viele Walnüsse und Haselnüsse, wie sie können. Für sie hat der Ausverkauf begonnen und es gilt, keine Zeit zu verschwenden. Im Gemüsegarten machen die Sommerbohnen Platz für den Winterkohl. Langsam stapelt sich immer mehr Feuerholz, nachdem wir täglich als Fitnessprogramm gebrochene Äste und gefallene Bäume zersägen, die uns der Wald überlässt.

Wo immer wir hinschauen, in all der Fruchtbarkeit, im Wechsel und Verfall, sehen wir Überfluss. Und durch all dies windet sich der Fluss der sich stetig verändernden Jahreszeiten – den Garten bewässern während der Trockenperiode, und ebenso wichtig das Ableiten des überflüssigen Wassers in der nun beginnenden feuchten Jahreszeit. Bei starker Strömung erlauben die Ufer des Flusses, dass er überfluten kann. In trockeneren Zeiten fließt er langsam und ruhig, und diejenigen, die Ohren haben, können seinen Gesang hören. So lange es Wasser gibt, fließt der Fluss immer in dieselbe Richtung – er ist sich seines Wesens gewiss. Die Natur ist ein erfahrener Liebhaber.

Während wir die natürliche Schönheit all dieser Aktivitäten genießen, werden wir von einem Gefühl der Richtigkeit überwältigt: Alles passiert zu seiner Zeit am richtigen Ort. Und doch herrscht hier eine gewisse Ernsthaftigkeit, die wir, verführt durch die offensichtliche Harmonie, übersehen könnten. Denn der Winter ist im Anmarsch. Das Leben wird härter werden, die Nahrung knapper; die Wärme der Sonne nimmt langsam ab, und die Temperaturen werden bald fallen. Die Jahreszeit des Todes kommt näher.

Aber sind die Tiere bei ihren Vorbereitungen in Panik oder Verzweiflung? Sie arbeiten hart. Ob sie glauben, dass das Leben ungerecht ist, ist schwer zu sagen. Es scheint, als würden die Geschöpfe der Natur sich an ein Geheimnis erinnern, das wir vergessen haben, ein Geheimnis vom Leben und den Gesetzen der Natur, von natürlichen Kreisläufen: vom Leben zum Tod und vom Tod zum Leben. Jeder lebende Organismus wird früher oder später sterben. Dies ist die einzige Sicherheit im Leben. Aber jedes Mal, wenn der Frühling wiederkommt, sind wir wie immer, verblüfft: wir können kaum glauben, dass die Blätter wieder zurückkommen und die Blumen wieder blühen. Erneut sehen wir dies zum ersten Mal.

Doch in unserem eigenen Leben neigen wir dazu, den Tod als Feind zu betrachten, als ein gefährliches Tabu, über das wir besser gar nicht reden. Indem wir seine Existenz ablehnen, glauben wir, ihn täuschen zu können. Auch in unseren intimen Beziehungen werden wir unweigerlich auf Aspekte des Todes treffen, und wenn wir versuchen diese zu ignorieren, dann behindern wir einen natürlichen Kreislauf des Lebens bei seiner Arbeit. Dann steht die Energie nicht zur Verfügung, die wir zur Erhaltung unserer Gesundheit und für ein freudiges und leidenschaftliches Wachstum benötigen. Vielleicht versuchen wir vergeblich, die Methoden der industriellen Landwirtschaft zu nutzen, um unser Leben mit immer neuen Produkten des Marktes vollzupumpen, damit wir keine unnötige Zeit verschwenden, oder wir versuchen einen anderen Acker zu bestellen, wo das Gras noch grüner erscheint. Aber wir werden unsere Erde nur ärmer machen und die natürliche Ökologie daran hindern, auf ihre Art zu kompostieren und zu nähren.

Dem Ruf des Todes folgen

Wie kann uns diese Metapher helfen, über das Paar nachzudenken, dessen Geschichte wir verfolgt haben, wenn sie einer weiteren schlaflosen Nacht entgegensehen oder einen weiteren Tag mit schwerem Herzen erleben? Wenn wir beobachten, wie sie um die Erfüllung ihrer Liebe kämpfen, dann könnte man annehmen, dass ihre Begegnung mit dem Tod so wäre, als wenn man auf einen toten Esel eindrischt. Sollten wir nicht akzeptieren, dass sie ihn für tot halten und nichts ihn wieder zum Leben erwecken kann?

Wir haben hier ein Paradox vor uns und die Ironie davon ist, dass wir nicht freiwillig aufgeben, sondern erst wenn wir an die Grenzen unserer üblichen Reaktionsmuster stoßen. Eine solche Aufgabe kommt der Erfahrung der Auflösung des Ichs gleich, wie sie in einigen spirituellen Lehren beschrieben wird. Aber nur dadurch, dass wir mitmachen, dass wir in den Spiegel schauen, durch das ständige Rein und Raus in die Bindungsmuster Muskeln aufbauen, nur dadurch dass wir tausend Tode sterben, nur dadurch erreichen wir einen Grad der Spannung, der stark genug ist, unsere Grenzen aufzubrechen – und darum geht es. Der Kampf um den Selbstschutz bringt eine Beziehung an die Grenzen des Todes. Diese Grenzen müssen aber nicht notwendigerweise das Ende der Beziehung bedeuten.

Beziehungen sind immer in Entwicklung und können so bestimmte Ebenen durchlaufen. Jedes Mal wenn eine Grenze auf einer Ebene erreicht ist, möchte etwas in der Beziehung vorangehen und etwas möchte im Bekannten bleiben. Unsere bisher gemachten Erfahrungen mit dem berühmten „Es ist Schluss" haben Auswirkungen darauf, wie wir mit den unterschiedlichen Aspekten des Todes in unserer Beziehung umgehen. Schmerz und Angst werden aufkommen, wenn wir eine Ebene verlassen, denn es bedeutet Tod.

Wir kennen inzwischen die drei Ebenen in Beziehungen:

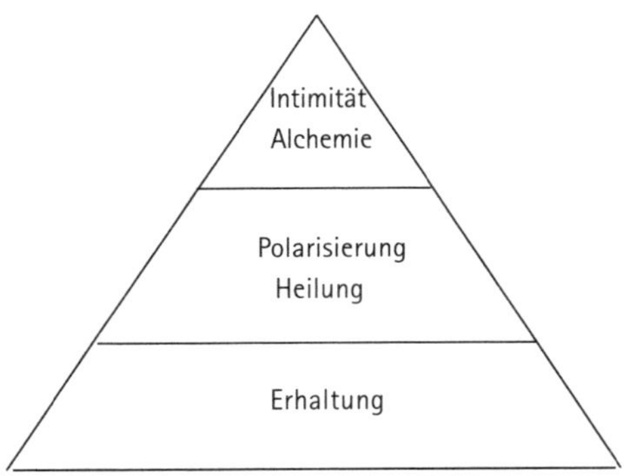

Wir erkennen sie als Sequenz, aber eine, die nicht unbedingt linear läuft, da sie sich zu unterschiedlichen Zeiten wiederholt. Der Tod auf der ersten Ebene hat mit dem Prozess des Entliebens zu tun oder mit dem Verlust von Sicherheit und

Vertrautheit. Auf der zweiten Ebene bewegen wir uns von der Polarisierung zur Heilung, die aus dem mitfühlenden Verständnis für die Formen der Polarisierung resultiert. Um intim zu werden, lassen wir alles Vertraute und jegliches strategisches Handeln hinter uns und leben im Unbekannten. Hier ist es ein gefährlicher Tod, und wir leisten Widerstand, obwohl wir uns nach Nähe sehnen.

Der Eintritt in jede neue Ebene wird durch den Tod bewacht, und wir müssen durch eine Art Initiation gehen, um das neue Leben zu erreichen. Wenn Beziehungen mehr als nur das Überleben sichern sollen, muss der Tod immer wieder angenommen werden, selbst wenn wir den natürlichen Hang haben, uns dagegen zu wehren. Denn es macht keinen Sinn, mit Leid und Kompromissen fortzufahren, wenn es am Ende nicht irgendwo hinführt. Ohne das Verständnis eines größeren Zusammenhangs kann ständiger Konflikt zu sinnloser Verteidigung oder endloser Feindschaft werden – sie können dies in jeder Nachrichtensendung erkennen. Die Herausforderung für Paare liegt darin, dass eingefahrene defensive Muster auf die Probe gestellt werden, und viele davon werden sterben: Die Idee vom idealen Liebhaber, die Sehnsucht nach der perfeken Beziehung muss ebenso weichen, wie letztlich alle fixen Vorstellungen über die Liebe.

Wenn ein Paar die ständigen Attacken auf seine vertrauten Umgangsformen und auf ihre Idee einer liebevolle Beziehung aushalten kann, wenn sie das Gefühl haben, gemeinsam durch die Veränderungen in ihren Verhaltensweisen gehen zu können, dann sind sie vielleicht auch bereit, freiwillig in diesen Sterbeprozess einzutreten, um zu gegebener Zeit transformiert daraus hervorzugehen.

Wir wissen, dass der Tod des Alten, wenn er angenommen wird, zur Nahrung für das schon zum Aufkeimen bereite Leben wird. Solange dies nicht akzeptiert wird, kann man die meisten Anstrengungen in Beziehungen als Versuch sehen, den anderen zu verändern, damit wir selbst uns wieder besser fühlen können. Mit dem größer werdenden Vertrauen in den Leben-Sterben-Leben-Kreislauf der Liebe werden wir damit konfrontiert, auf unangenehme Dinge in einer Weise zu reagieren, die unser eigenes Erwachen unterstützen.

Wer den Prozess des Sterbens annimmt, verhilft der Beziehung dazu, neues Leben zu schaffen.

Wenn der Tod das Ende der Beziehung bedeutet

Nicht jede Beziehung kann überleben und wachsen, denn jede ist einzigartig und folgt ihrem eigenen Schicksal. Manchmal führt die Wertschätzung des Lebens und die Weisheit der Beziehung zu einer Trennung. Manchmal hören Menschen einen Ruf, dem sie folgen müssen, egal welche Konsequenzen für ihre Geliebten daraus entstehen.

Es ist, wie Thoreau sagte: „Wenn ein Mann mit seinen Gefährten nicht Schritt hält, dann vielleicht deshalb, weil er einen anderen Trommler hört. Lasst ihn seine Schritte im Rhythmus der Musik in seinen Ohren machen, wie unangemessen oder weit entfernt sie auch sein mögen."[2]

Während der Dauer einer Beziehung wechseln sich die Partner an zwei Positionen ab: einer hält die Grenzen der Beziehung aufrecht, der andere möchte sie erweitern. Wenn diese Posititionen miteinander kollidieren, dann muss das Paar schwierige Entscheidungen treffen. Wir respektieren den Mut, den sie dadurch zeigen, dass sie ihre Konflikte aufdecken, wir wissen aber auch, dass jede Person nur eine begrenzte Anzahl von Toden aushalten kann. Es liegt ganz bei dem Paar, zu entscheiden, ob die Zeichen in ihrer Beziehung auf die Notwendigkeit einer neuen Geburt hinweisen oder auf ihren endgültigen Tod. Die schwere Aufgabe zu entscheiden, wann das Ende erreicht ist, kann nur von den Beteiligten getroffen werden. Nur sie allein haben die Vollmacht, das Ende ihrer Beziehung zu erklären.

Das Dilemma entsteht hier zwischen der Verantwortung über das Schicksal der eigenen Seele und der Verantwortung für die Beziehung. Sie müssen versuchen, diese beiden Prioritäten an ihren richtigen Platz zu setzen. Das ist nicht leicht. Doch wenn wir auf unsere innere Stimme hören, unsere wirklichen Gefühle ausdrücken und dem Leben-Sterben-Leben-Kreislauf der Beziehung vertrauen, dann schließt dies auch den Mut ein, die Zeichen für das Ende einer Beziehung richtig zu deuten.

Erhalten beide Partner die gleiche Botschaft? Wenn einer der Partner die Beziehung als seelenlos empfindet, dann ist es höchst unwahrscheinlich, dass der andere wirklich erfüllt ist. Es kann sein, dass die Angst vor dem Alleinsein einen Partner dazu bringt im gemeinsamen Unglück zu bleiben oder weiter zu hoffen, dass sich die Dinge eines Tages ändern. Diese Passivität wird auch kein gutes Ergebnis bringen.

Die Veränderung kommt, wenn ein Partner sich trennt. Es ist verständlich, dass die alleingelassene Person dem anderen Vorwürfe macht, um ihren Schmerz nicht zu spüren. Dennoch ist die Frage, die im Raum steht, folgende: „Warum hat sie nichts dagegen unternommen?“ Wenn man nicht weiß, wofür man Verantwortung hat, dann ist es nicht möglich, am Ende einer Beziehung die Schätze aus der gemeinsamen Zeit zu bergen. Der einzig dauerhafte Weg aus dem Schuldzuweisungsspiel ist es, Verantwortung für das eigene Leben zu übernehmen.

Wenn *sie* die Verantwortung für *ihr* Leben übernehmen, dann kann niemand sie verurteilen oder ihnen Schuldgefühle einreden, es sei denn, sie erlauben das. Wenn beide Partner eine solche Bewusstheit erreicht haben, dann kann ihre Trennung

Ausdruck der Bestimmung ihrer Beziehung sein. Das Ende dient hier als Geburtshelfer für einen Neuanfang.

Es mag eine Zeit dauern, die Fäden zu entwirren, die man umeinander gewebt hat, und eine Heilungszeremonie am Ende, ähnlich der Eheschließung, ist vielleicht sinnvoll. Die Aufmerksamkeit darauf zu richten hilft, seinen Weg zu gehen. Kummer kann man nicht vermeiden, aber man kann in den Armen der Freiheit empfangen werden.

Zusammen allein sein

Ob wir uns trennen oder zusammenbleiben, das eigentliche Thema ist die Fähigkeit unser Alleinsein zu tragen. Durchgestandene Konflikte können wie ein reinigendes Feuer wirken, in dem die Beteiligten ihr Wissen um ihre eigene tiefe Natur und ihre Werte verfeinern. Die Beziehung, wie sie einmal war, wird sterben müssen.

Manchmal kann die Erfahrung, geliebt zu werden, den Tod alter Co-Abhängigkeitsmuster bringen. Dann kann ein Mensch aufs Neue vertrauen, liebenswert zu sein, und frische Energie wird in sein neues Leben fließen. Er kann auf eine Art „selbstsüchtig" werden, von der er nie geträumt hat und die für den neuen Partner eine Herausforderung sein kann. Aber da sie nun nicht mehr so sehr mit dem anderen beschäftigt sind, haben beide eine Chance für ein neues Leben, eines, das nicht auf unbewussten Abkommen im Austausch für das Gefühl der Zugehörigkeit oder auf der Idee der romantischen Liebe basiert.

Natürlich ist es wichtig, zwischen Gleichgültigkeit und Unabhängigkeit unterscheiden zu können. Gleichgültigkeit signalisiert das Ende einer gefühlvollen Beziehung, obwohl ein Paar immer noch ein Leben lang zusammenbleiben kann, wenn es das will. Unabhängigkeit ist die Fähigkeit, sich selbst und den anderen als getrennt wahrzunehmen, sich gegenseitig wertzuschätzen – wir beide sind in dieser Beziehung und diese Beziehung ist größer als wir beide. Wenn diese Unabhängigkeit zum ersten Mal erlebt wird, kann das bedrohlich sein, weil es sich ähnlich anfühlen kann wie Entlieben. Aber wenn sich das innere Gefühl von Ganzheit zu etablieren beginnt, verschwinden die Projektionen und für wirkliche Liebe und Intimität entsteht eine reale Chance.

Wenn dies beiden passiert, wird eine große neue Liebe geboren, eine, die in Selbstliebe wurzelt und davon getragen wird – nicht in Obsession mit dem eigenen Selbst, sondern im Dienst der eigenen Seele. Wenn sie nicht mehr auf den anderen schauen, um sich ganz zu fühlen, übernimmt ein jeder die Verantwortung für sich selbst und entscheidet sich dafür, dem Partner neu zu begegnen.

Der Dichter Rainer Maria Rilke schreibt mit außergewöhnlicher Autorität über die Liebe. Vielleicht aus dem Grund, weil er die ersten sieben Jahre von seiner Mutter als Mädchen aufgezogen wurde und sich deshalb, wie der Weise Teiresias im Mythos von Ödipus, mit beiden Geschlechtern identifizieren konnte. Nach Rilke besteht für Liebende die größte Aufgabe darin, „Wächter für das Alleinsein des anderen“ zu sein. Aber er sieht dies als eine reife Vollendung derjenigen, deren vorgefasste Meinungen gestorben sind und die vom Kreislauf des Lebens und des Todes gelernt haben, deren Kristallisationspunkt die Unschuld des Anfängers ist.

„Und diese menschlichere Liebe (die unendlich rücksichtsvoll und leise, und gut und klar in Binden und Lösen sich vollziehen wird) wird jener ähneln, die wir ringend und mühsam vorbereiten, der Liebe, die darin besteht, daß zwei Einsamkeiten einander schützen, grenzen und grüßen.“[2]

Es braucht ein starkes „wir“ um allein zusammen zu sein.

Der Tod als Verbündeter

Im Schamanimus gibt es ein Prinzip, das besagt, dass der Tod als Verbündeter genutzt werden kann, als ein fordernder Agent für Bewusstheit und Transformation. Es ist eine mächtige und wilde Lehre. So ein Tod mag nur symbolisch sein, aber er kann auch tatsächlich eintreten. Selten sieht ein Paar den Tod als Verbündeten in ihrer Sehnsucht nach Liebe. Wenn aber einen Partner eine schwere Krankheit trifft oder er bei einem Unfall dem Tode sehr nahekommt, dann kann dieser Schock ihnen eine andere Sichtweise eröffnen auf das, was in ihrem gemeinsamen Leben wichtig ist. Wenn sie vermeiden können, dass der Schmerz und die Angst vor dem möglichen Verlust sie weiter auseinanderbringt, dann kann sich für Paare, die gemeinsam durch diese Erfahrung gehen, ein neues Leben ergeben.

Eine Frau von Ende fünfzig hatte uns einmal ihre Geschichte erzählt. Als erfahrene und begabte Therapeutin nahm sie an einem unserer Trainings teil. Am letzten Abend erzählte sie uns, dass die wichtigste Sache, die sie aus der Gruppe mit nach Hause nehmen wollte, ihre klare Absicht war, das Gelernte vor allem in ihrer eigenen Beziehung anzuwenden. Sie hatte festgestellt, dass sie mit ihrem Ehemann nach mehr als 30 Jahren Ehe in eine Routine verfallen war, die nichts mehr mit der ursprünglichen Liebe und Leidenschaft zwischen ihnen zu tun hatte. Sie wusste um ihren Teil der Verantwortung und wollte etwas verändern, bevor es zu spät war.

Wir hatten das Glück, mit ihr zwei Jahre später noch einmal zu arbeiten. In der Zwischenzeit war ihr Mann an Krebs gestorben. Es hatte keine Warnung gegeben, er war fit und gesund gewesen. Es vergingen nur einige Monate vom Zeitpunkt der Diagnose bis zum Tod. Aber diese beiden Menschen haben keine Zeit verschwendet, und als sie ihre Geschichte erzählte, waren ihre Tränen genauso sehr Tränen der Freude und Dankbarkeit wie der Trauer. Sie hatten zu Ende gebracht, was sie sich vorgenommen hatten.

Sie erzählte uns, wie sie nach der Rückkehr vom Trainingswochenende zum ersten Mal mit ihrem Mann über ihr Unglücklichsein in der Ehe gesprochen hatte. Sie hatte auch ihre Sehnsucht nach mehr Intimität mit ihm, mit dem sie den größten Teil ihres Lebens verbracht hatte und vom dem sie Kinder hatte, zum Ausdruck gebracht. Er hatte zunächst defensiv darauf reagiert. Er fühlte sich angeklagt und bedroht. Aber sie hatte darauf bestanden, sich anders aufeinander zu beziehen. Dies hatte zu einer kurzen Trennung geführt, sodass jeder von ihnen sich allein darüber klar werden konnte, was er mit dem Rest seines Lebens anfangen wollte. Als sie sich wieder begegneten, war er irgendwie verändert. Er hatte sie während dieser Zeit vermisst, er hatte sie wirklich sehr vermisst. Er hatte zum ersten Mal geweint in seinem Leben, und dies hatte sein Herz für sich selbst geöffnet. Er gab zu, dass sie beide wirklich in Gefahr gewesen waren, aneinander vorbei zu leben. Er wollte ebenfalls eine Veränderung. Also sprachen sie darüber, was sie bisher nie gemacht hatten. Sie machten Spaziergänge und hörten dem anderen zu, wenn er seine tiefsten Gedanken und Geheimnisse preisgab. Sie schwiegen miteinander und die Stille sprach. Die Liebe zwischen ihnen blühte wieder auf.

Kurz darauf wurde bei ihm eine unheilbare Krebserkrankung festgestellt. Aber es war zu spät für den Tod ihrer neu gefundenen Nähe, die konnte der reale Tod ihnen nicht nehmen. Sie nutzten ihn als Verbündeten, um sicher zu gehen, dass keine Minute verschwendet wurde. Sie trafen sich, weil es nichts mehr zu verteidigen gab. „Es war, als hätten all die gemeinsamen Jahre uns zu dieser Situation hingeführt. Wir hätten sie sehr leicht verpassen können. Weil wir sie nicht verpassten, machten diese wenigen gemeinsamen Monate alles Vorangegangene wett. Ich bedaure nichts. Als Paartherapeut habe ich viel gelernt. Jetzt spreche ich aus Erfahrung, wenn ich sage, dass es nach dem Tod neues Leben gibt. Warum mein Ehemann und ich so durch diesen vermeintlichen Tod gehen konnten, lag daran, dass wir zuvor bereits durch einen Sterbeprozess gegangen waren."

16. Das dritte Wesen

Ein Mann und eine Frau sitzen nah beieinander
und im Moment sehnen sie sich nicht danach,
älter oder jünger zu sein oder in einem anderen Land,
einer anderen Zeit oder einem anderen Ort geboren zu sein.
Sie sind zufrieden, wo sie sind, ob sie reden oder schweigen.
Ihr gemeinsamer Atem nährt einen dritten,
den wir nicht kennen.
Der Mann beobachtet, wie sich seine Finger bewegen;
er sieht, wie ihre Hände ein Buch halten,
das sie ihm reicht.
Sie dienen einem dritten Körper, den sie gemeinsam teilen.
Sie haben das Versprechen abgegeben,
diesen Körper zu lieben.
Alter oder Trennung mögen kommen, der Tod wird kommen.
Ein Mann und eine Frau sitzen nah beieinander.
So wie sie atmen, nähren sie jemanden,
den wir nicht kennen,
jemanden, den wir kennen, dem wir aber nie begegnet sind.

Robert Bly [1]

IN JEDER INTIMEN BEZIEHUNG GIBT ES EIN WESEN, das die Partner verfolgt, wir nennen diese Kreatur „das dritte Wesen". Es hat seinen eigenen Willen, es will die Liebenden aufwecken und macht dies in rauer, alarmierender Weise, fast wie es auch ein Albtraum tut. Es verlangt von jedem Partner, dass er herausfindet, warum er sich genau diese Person in sein Leben geträumt hat.

Wenn wir auf diese Weise gemeinsam mit unserem Partner und dem dritten Wesen auf die Jagd gehen, dann „verfolgen wir eine bewusste Beziehung", wie wir das nennen. Dies wird zu einer Art Yoga, das mit der Zeit zu Selbsterkenntnis oder einer Art Erleuchtung führen kann. Es ist nicht angenehm, aber durch das dritte Wesen verfolgt zu werden, an diesem Prozess teilzunehmen, wird ihr Leben verändern.

Dieses Wesen ist auch wie ein liebevoller, umarmender Freund. Es kann wunderbare Momente im Leben eines Paares schaffen, oft passiert es ganz sanft. Es kommt unaufgefordert und unerwartet. In dem Moment realisieren beide, dass sie nicht allein sind: Sie fühlen die Präsenz eines Dritten. Sie erfahren, dass irgendjemand oder irgendetwas sie von Anfang an gehalten und geführt hat. Nach all den wilden Phasen der Beziehung, in denen sie nicht wussten, was eigentlich passierte – Verliebtsein und das Ende davon, Polarisierung, Distanzierung, Verfolgung, Kampf, Liebe, in den Spiegel schauen, Versuche alles zu verstehen –, erkennen sie nun, dass sie die ganze Zeit geführt wurden. Nun haben sie mehr als nur den anderen, nun gibt es etwas jenseits von ihnen, eine dritte Präsenz: die eigentliche Seele der Beziehung. Und trotz seiner kämpferischen Lehre ist dieses Wesen freundlich; es hat Stärke, Weisheit und Verlangen. Es kann ein Paar wie ein liebevoller Elternteil halten. Aber es braucht wie alle lebenden Wesen Schutz und Nahrung. Es muss unterstützt werden und es braucht wie ein Kind Zeit, um

Vertrauen zu entwickeln. Es ist wie eine wunderbare Pflanze, die sich über Wasser und regelmäßige Aufmerksamkeit freut; sie darf nicht vergessen werden und man darf sie nicht vertrocknen lassen.

Wenn ein Paar ein Kind bekommt, dann erscheint ein anderes sehr fühlbares drittes Wesen. Selbst mit den besten Vorsätzen wird dann leicht vergessen, der Beziehung ebenfalls Aufmerksamkeit zu schenken. Im beschäftigten, erschöpfenden und wenig unterstützten Leben der heutigen Kleinfamilie bleibt nur wenig Energie übrig, um auch noch für ein anderes Wesen da zu sein, auch wenn die Kinder schon im Bett sind.

Werden aber die Bedürfnisse des dritten Wesens ignoriert, dann kann dies fatale Folgen haben, denn es kann wie eine vernachlässigte Pflanze verdorren und schließlich sterben. Oder es taucht wieder auf als ein lahmes, verpenntes, unbekanntes und beängstigendes Wesen, nachdem die Kinder aus dem Haus sind.

Kinder und das dritte Wesen

Mann und Frau erfahren ihre biologische Erfüllung, wenn sie ein Kind bekommen. Zusätzlich müssen sie eine Beziehung entwickeln, in der männliche und weibliche Energien klar und harmonisch sind, damit das Kind einen guten Start hat und einen Vorgeschmack auf diese Harmonie bekommt. Sie müssen fähig sein mit Konflikten umzugehen und den Spiegel der Beziehung nutzen, wenn sie wollen, dass ihr Kind dies auch lernt: mit der Andersartigkeit zu leben und frei zu lieben, ohne überflüssige Strategien und Kompensationen.

Diese Harmonie und Alchemie hinzukriegen ist eine große Aufgabe und das Paar braucht dabei Unterstützung. Idealerweise sollte diese von den Eltern, ihrer Gemeinschaft, ihren Freunden oder vielleicht von Therapeuten kommen. Oder sie werden einfach durch das dritte Wesen geführt, indem es die Partner drängt, diese Fähigkeiten zu erlernen. Problematisch wird es, wenn das dritte Wesen und das Kind verwechselt werden, da sie beide durch das Paar erschaffen wurden. Das Kind repräsentiert den physischen Aspekt der Beziehung, das dritte Wesen entsteht aus seiner spirituellen Dimension.

Deshalb können Paare, die keine Kinder haben und über das Bedauern und den Kummer über ihre Kinderlosigkeit hinaus sind, durch ihre bewusste Beziehung Erfüllung finden. [2]

Durch die veränderten gesellschaftlichen Bedingungen, dadurch dass es verlässliche Verhütungsmittel gibt und die Rolle der Geschlechter neu definiert ist, hat man die Wahl, Kinder zu haben oder nicht. Die Entscheidung, keine Kinder zu haben, zeugt von einer anderen Einstellung bei einem Paar und sollte respektiert werden.

Es kann bedeuten, dass sie in der Gesellschaft ihr Nein zur Elternschaft rechtfertigen müssen. Dies ist besonders für die Frau schwierig, der Status des Mannes ist dadurch nicht unbedingt infrage gestellt. Es ist bisher noch nicht überall angekommen, dass Frauen durch diese Entscheidung sich für einen anderen Archetyp des Frauseins entschieden haben.

Ein Paar, das sich dazu entschlossen hat, keine Kinder zu haben, kann trotzdem etwas erschaffen, das größer ist als die Summe der beiden. Sie können, wie wir es nennen, geistige Kinder gebären – dies kann ein Projekt, ihre Arbeit, ein Zuhause oder einfach ihre gemeinsame Energie sein. Außerdem ist die tiefste Begegnung eine Begegnung der Herzen, und dieses Treffen der Herzen trägt etwas zur geistigen Atmosphäre auf dieser Erde bei.

Dyadisches und triadisches Beziehen

Um durch das dritte Wesen Erfüllung zu finden und gesunde Kinder großzuziehen – seien es physische oder geistige –, muss ein Paar Hausaufgaben machen und zusammen oder jeder für sich eine kreative Arbeit verfolgen. Bei Paaren mit Kindern besteht das Risiko, dass sie die Kinder als Hoffnungsträger benutzen oder dass die Kinder zwischen die Eltern gestellt werden, damit diese etwas haben, worüber sie kommunizieren können. Dann leiden sowohl die Beziehung als auch die Kinder darunter. Wir nennen diese Art des sich Beziehens *triadisch*, irgendetwas steht immer zwischen ihnen und dem Partner. Es handelt sich um eine Drei-Wege-Konversation.

Wenn aber das dritte Wesen genährt wird, dann übernimmt es den Raum des Dritten und es unterstützt beide, sodass die Beziehung *dyadisch* wird. Sie beziehen sich direkt, werden aber vom Dritten getragen – dies ist die beste Version des unvermeidbaren Dreiecks.

Es gibt vieles, das die Lücke in solchen triadischen Beziehungen schließen kann. Beim Sex kann es die Fantasie sein oder fixe Bilder über Schönheit und Attraktivität. Imagination ist beim Sex eine wichtige Zutat, aber wenn sie zum Kopfkino wird, dann hemmt sie die Neugier auf den anderen und wird zum dritten Element. Das Paar kann keine Intimität finden, weil etwas zwischen ihnen steht. Vielleicht füllt eine Affäre das Vakuum, das das Paar nicht wahrnehmen will.[3]

Unserer Meinung nach ist es das Beste, wenn der liebevolle Geist des dritten Wesens angerufen wird. Darum geht es: Ein Paar sind zwei, und was immer sie erschaffen, ist das Dritte.

Das dritte Wesen ist nicht nur ein Gefäß und ein Schmelztiegel für das Paar oder eine Erinnerungshilfe in schweren Zeiten, sondern auch ein Wesen mit besonderer Weisheit. Es wird sie etwas lehren, wenn sie bereit sind, ihm zuzuhören.

Seine Botschaften sind immer sehr individuell, denn es spricht die Sprache der Seele. Bei dem Versuch auf unser eigenes Wesen zu hören haben wir festgestellt, dass es einige Prinzipien oder Gesetze gibt, die eine intime Beziehung definieren. Wir nennen sie „heilige Gesetze“.

16. Die heiligen Gesetze

Die erste Sicherheit, die er ihr gab,
war ein goldener Ehering.

Die zweite gab er ihr spät in der Nacht,
er wachte auf, lehnte sich auf seinem Ellbogen
hinüber zu ihr und küsste sie.

Mit der dritten und letzten starb er
Und gab das Lieben auf
Und lebte mit ihr.

Robert Creeley[1]

BEI DEN HEILIGEN GESETZEN EINER BEZIEHUNG geht es um das Zusammenspiel zweier grundsätzlicher energetischer Kräfte, der *kreativ-rezeptiven* und der *aktiv-penetrierenden*, und um eine offensichtliche Ethik, die aus diesem Zusammenspiel hervorgeht. Diese Kräfte haben mit der archetypischen, universalen Natur des weiblichen und männlichen Prinzips zu tun, sind aber nicht identisch mit den Begriffen „weiblich" und „männlich". Man sollte ihren Tanz nicht politisch betrachten, dass Gleichheit bereits existiert und deshalb vorausgesetzt wird. Das ist wichtig, denn man kann leicht reaktiv werden und die Weisheit dieser Prinzipien verkennen. Da sie aus dem Reich der Seele kommen, sind diese Gesetze ebenso präzise wie mysteriös.

Die Gesetze erklären eine innere Alchemie, bei der gewissermaßen die Frau ihren inneren Mann heiratet und von ihm beschützt wird, während ein Mann der inneren Frau den Hof macht und ihr die Herrschaft anvertraut.

Vielleicht hilft es die subtilen Unterschiede zu verstehen, wenn sie sich ein Paar bei einem altmodischen Tanz vorstellen, und wie sie sich dabei halten. Der Mann gibt einen festen Rahmen vor und begleitet die Frau, sodass sie fließen kann und mit völliger Gewissheit tut, was ihr gefällt. Ihre Verschiedenheit wird erkannt und beide haben das Gefühl, etwas Schönes zu ihrem gemeinsamen Tanz beizutragen.

- Das Grundprinzip lautet: Die Basis allen Lebens ist feminin. Vielleicht erinnern sie sich an die XX-Chromosome, unseren gemeinsamen Beginn, und vielleicht denken sie auch an Mutter Erde, unsere Heimat. Sie wissen, dass alles Kreative und Geborene aus der Gebärmutter oder einem Ei entsteht, dies gilt sowohl in physikalischer als auch metaphysischer Hinsicht. Ethisch gesehen ist es selbstverständlich, dass die Erde geehrt werden muss. Sie darf nicht über alle Maßen ausgebeutet werden und verdient es, dass wir sie wieder aufbauen. Das bedeutet auch, dass der weibliche Teil der Psyche eines Menschen, die Seele, nicht ignoriert werden sollte. Deshalb muss das weibliche Prinzip Respekt einfordern, so wie wir unseren Müttern auch dann für unsere Geburt danken können, wenn wir mit unseren Mutterkomplexen zu kämpfen haben!

- Daraus folgt, dass alles aus der Gebärmutter Geborene geehrt werden soll.[2] Was immer jung und hilflos oder verletzlich ist, muss geschätzt und beschützt werden. „Zuerst Frauen und Kinder!“, heißt es, wenn ein Schiff in Seenot gerät – daran gibt es nichts zu rütteln, denn es folgt dem ersten Gesetz. Es sagt auch, dass man dem inneren Kind zuhört, es beachtet und umsorgt, und es nicht mit unserer psychologischen Befindlichkeit vollstopft. Folglich ist Kindesmissbrauch egal in welcher Form ein abscheuliches Verbrechen. Jede soziale und politische Tat kann daran gemessen werden, welches Erbe sie kommenden Generationen hinterlässt.

Als Nächstes offenbaren die Gesetze einige Schlüssel für den idealen Umgang zwischen Mann und Frau. Die Worte sind vielleicht ein bisschen altmodisch, denn sie bringen das männliche Prinzip mit Dienen und das weibliche Prinzip mit Hingabe in Verbindung. Achten sie darauf, dass wir Hingabe und nicht Aufgabe gesagt haben. Letzteres heißt, keine Macht haben, und Hingabe kann nicht aus einer machtlosen Position heraus passieren.
In der Praxis bedeutet dieses Gesetz für Männer generell, dass sie lernen müssen, ihre „Kontrollhaltung" in eine „Hab Acht-Haltung" zu verwandeln. Männer müssen sich verändern, auch wenn sie sich verständlicherweise danach sehnen, so anerkannt und geschätzt zu werden, wie sie sind. Im Mittelpunkt sollte die Entwicklung der persönlichen Stärke stehen. Er muss lernen seine Einstellungen und seinen Umgang mit Sexualität und Aggression zu meistern – das muss generell jeder Mann –, und so kann er zu Hause gleich damit anfangen. Möglicherweise lernt er sogar seiner Partnerin dankbar zu sein, wenn sie ihm sein bettelndes inneres Kind oder seinen verborgenen Tyrannen spiegelt. Es braucht eine bewusste Willensanstrengung, wenn man die ersten beiden Gesetze achten will. Man muss deswegen nicht zum Helden werden, denn es gibt ohnehin eine Belohnung: Wer seine innere Weiblichkeit ehrt und die

Lektionen der Beziehung lernt, kann eine Männlichkeit entwickeln, von der er niemals zu träumen gewagt hat. Außerdem gibt es dadurch klare Richtlinien des Dienens. Wenn Kontrolle zu Wachsamkeit wird, dann entsteht ein Gefühl steter Aufmerksamkeit, als wache man über das Heilige, und es ist viel einfacher Entscheidungen zu treffen. Was immer nötig ist, man tut es! Obwohl die meisten Männer ursprünglich nicht mit einem Gespür für Beziehungen ausgestattet sind, können sie es lernen – es wird sie enorm bereichern. Man muss ein paar Schmerzen aushalten können und die Bereitschaft haben zu lernen und zu üben – vergleichbar mit dem Training im Fitnessstudio. Wenn ein Mann Meisterschaft in der Beziehung erlangt, stellt er vielleicht fest, dass er viel mehr Liebe und Sex empfängt, als er je für möglich gehalten hatte. Der Mann achtet auf seinen Lehrer, in diesem Fall auf seine Partnerin, die ihn auf die Lektionen vorbereitet, die er lernen muss, ohne seine Stärke abzugeben oder seine Autorität auf sie zu projizieren. Der Gewinn liegt darin, dass in seinem Inneren etwas Neues entsteht, das durch diesen Prozess erwacht und sein Leben leitet, das nun im Dienste dieser Werte steht.

Auf der anderen Seite muss die Frau lernen ihrer weiblichen Kraft und sich selbst zu vertrauen. Sie muss sich nur in ihrem tiefen weiblichen Grund verwurzeln. Aber Vorsicht: Das mag einfach klingen, ist aber anstrengend, in die Praxis umzusetzen und angemessene Rollenmodelle zu finden. Dafür muss sie damit aufhören ihre Stärke auf Männer zu projizieren, Verbitterung anzuhäufen und sich an ihren Kindern zu rächen. Wenn eine Frau in ihrem Wesen um ihre Stärke weiß, dann kann sie in den Spiegel schauen und mit ihrer eigenen psychologischen Arbeit beginnen. Sobald sie sich gehört und akzeptiert fühlt, sobald sie ihre eigene Souveränität besitzt und sieht, dass ihr Partner sich bewusst um die ersten beiden Prinzipien bemüht, fühlt sie sich nicht nur in ihrem Herzen warm und entspannt! Im Bewusstsein ihrer eigenen Stärke kann sie sich auf natürliche und liebevolle Weise in den Armen ihres Mannes hingeben.

Wenn die männlichen und weiblichen Energien schließlich ihr volles und wahres Potenzial entfalten, findet eine außergewöhnliche Alchemie statt. Die Grenzen zwischen ihnen beginnen zu schmelzen. Alles ist anders, aber es sieht nicht anders aus als zuvor. Etwas Wundervolles ist geboren und wiedergeboren.

Hingabe – die Beziehung als Lehrer

Sind Beziehungen nun ein spiritueller Weg? Es gibt ein paar Parallelen, sie müssen zum Beispiel Übungen praktizieren; sie lernen Demut und schließlich verlangt eine Beziehung, dass sie wissen, wie man sich hingibt. Sie wird sie aufrütteln und durcheinanderbringen, wie es auch ein wahrer spiritueller Weg tut, dem man folgt. Natürlich ist es ein heiliger Pfad, aber er sollte nicht idealisiert werden. Besser sollten wir sagen, dass eine Beziehung zu einem psychologischen und spirituellen Lehrer werden kann und die Fähigkeit besitzt, zu transformieren, wenn sie dies zulassen können. Auf diesem Weg ist der feurige Aspekt Gottes der Lehrer, so wie ihn wohl die Sufis verstehen.

Auf dem Pfad der Beziehung repräsentiert der Partner unweigerlich einige Aspekte Gottes oder eines Meisters – auch wenn sie dies nicht erkennen oder sich dafür bedanken. Es ist nicht einfach. Es wäre sehr viel besser einen Lehrer auf dem spirituellen Weg zu haben und ein ganzes Dorf und eine Frauen- oder Männergruppe, einen Schamanen und Stammesälteste, die sie unterstützen und führen. Es ist schwer, dies alles allein zu tun.

Es ist interessant, wie sehr die Lehrer-Schüler oder Meister-Schüler Beziehung der intimen Beziehung zwischen Mann und Frau ähnelt: Das Verliebtsein, die Erwartungen wie ein wahrer Lehrer auszusehen hat, wie er sich verhält, wie er redet, und dann die Enttäuschung und der Zweifel, wenn wir feststellen, dass der Lehrer oder Liebhaber, den wir vor uns haben, nicht unseren Erwartungen entspricht. Anstatt unsere Erwartungen aufzugeben, suchen wir dann nach einem neuen Lehrer. Es kann schwer sein, trotz all unserer Ängste darauf zu vertrauen, dass erst das Aufgeben unserer Hoffnungen und Erwartungen den Beginn der wirklichen Arbeit möglich macht.

Hingabe ist nicht einfach – weder auf dem spirituellen Weg noch in Beziehungen. Bevor wir uns hingeben können, müssen wir über ein Selbst verfügen, von dem wir denken, dass es wert ist hingegeben zu werden. Ein gewisses Sich-selbst-Annehmen ist nötig, bevor wir unserer Angst vor dem Nichts begegnen können, die uns beim Versuch, aus unseren üblichen Verhaltensmustern auszusteigen, im Griff hat: unser Selbsthass, unsere Selbstkritik, unsere Sabotagestrategien. In Beziehungen neigen wir dazu, diese negativen Gefühle auf unseren Partner zu übertragen, um dadurch bei der Ablehnung unseres Selbst bleiben zu können. Unsere Verurteilung des Partners ist nichts anderes als der zwanghafte Selbsthass auf diese Aspekte in uns. Wir hätten nichts mehr zu tun, wenn wir ihn aufgeben würden – das kann schmerzhaft sein.

Unsere alte Identität war unser bester Freund, unser intimster Partner. Wenn wir sie zurücklassen, entsteht Leere. Für eine gewisse Zeit sind wir ohne Gesellschaft, als ob wir keinen

Schatten hätten. Das kann erschreckend sein, denn das Gefühl von Raum und Freiheit wird erst mal als solches nicht wahrgenommen. Wir sind mehr damit beschäftigt, keinen Boden mehr unter den Füßen zu haben. Wenn wir unsere Identität als feste und solide Wesenheit verlieren, scheint unsere neu entdeckte Fähigkeit zu lieben eher etwas Flüchtiges zu sein.

Es war ein warmer Sonntagnachmittag. Sie waren in der Garage, um die Gartengeräte zu säubern, nach einem Tag, dem eine ihrer schwierigen Nächte vorangegangen war. Sie legte die Schere weg, wandte sich ihm zu, sagte ganz ohne Vorwarnung: „Weißt du, es ist wirklich sehr schwer für mich, mich bei dir verletzlich zu zeigen. Ich brauche dich stark, sodass ich sanft sein kann, dabei hast du mich so oft im Stich gelassen. Ich dachte, du wärst stark, aber du warst es nicht. Zudem hatte ich das Gefühl, alles allein machen zu müssen." Sie machte eine Pause und sah ihn an, um seine Reaktion abzuwarten.

Er sagte nichts. Er erwiderte ihren Blick, schluckte und lehnte sich ein wenig gegen die Wand.

„Es ist die alte Geschichte und ich glaube, ich wusste bisher nicht, wie man es anders macht", fuhr sie fort. „Aber heute habe ich mich daran erinnert, wie du in so vielen anderen Situationen unterstützend warst, bei allen möglichen Dingen, denen ich keine große Bedeutung gegeben habe. Und ich weiß, dass du sie auch weiterhin tun wirst. Also möchte ich dir dafür danken. Ich weiß, dass du das Gefühl haben musst, niemals Anerkennung zu bekommen."

Sie sah, wie seine Augen feucht wurden und wie er tief atmete: „Mein ganzes Leben musste ich ohne Anerkennung

auskommen", sagte er schließlich. „Vielleicht waren einige Dinge, die ich getan habe, dadurch motiviert."
Sie gingen hinaus und jäteten das Unkraut im Garten.
Danach fanden sie einen verschwiegenen Ort im Grünen und liebten sich.

17. Leben mit Lust und Leidenschaft

Es sind niemals zu viele Fische im schnellen Strom
Es gibt nie zu viel Wasser für Fische, um darin zu leben.
Kein Platz ist zu klein für Liebende,
auch haben Liebende kaum Augen für die Welt.

Lasst den Liebhaber würdelos, verrückt
und zerstreut sein. Jemand, der nüchtern ist,
wird sich um alles kümmern.
Lasst den Liebhaber in Frieden.

Eine Nacht voller Geschwätz, das tut weh,
meine schlimmsten zurückgehaltenen Geheimnisse:
Alles hat mit Lieben oder mit Nichtlieben zu tun.
Diese Nacht wird vorübergehen.
Dann gibt es Arbeit für uns.

Rumi[1]

UNSER LETZTES ARGUMENT, das wie ein Fluss durch all die vorigen Kapitel fließt, ist dies: Wenn wir uns verlieben, dann ist das eine Botschaft der Götter, eine Botschaft der Seele. Der unschuldige Narr in uns verliebt sich und öffnet mit diesem Schritt das Fenster zur Seele. Plötzlich können wir über die engen Grenzen unseres Ichs schauen; wir erfahren Liebe und Seligkeit, und es gefällt uns. Einen Moment lang treten die Schattenaspekte unserer Persönlichkeit in den Hintergrund und machen der Liebe Platz. Aber dieser Zustand hält nicht lange an und diese Aspekte fordern ihren angestammten Platz zurück. Unsere Unsicherheiten und Überlebensstrategien nehmen wieder einen zentralen Platz ein. Nun sind wir dazu gezwungen, sie zu erkennen und zu verfeinern oder unter ihrer Herrschaft zu leben. Dennoch ist die Erfahrung des Verliebtseins keine Illusion.

Indem wir uns für die Liebe zu einem anderen Menschen öffnen, rufen wir die Quelle der Liebe an, die sich jenseits unserer Persönlichkeit befindet. Aber meistens sind wir nicht auf das Ausmaß der geistigen Energie vorbereitet, die dadurch in unser Leben kommt. Wie fast alle geistigen Erfahrungen bringt auch diese eine Reihe von Lektionen mit sich. Je tiefer sich die Verbindung zwischen zwei Menschen entwickelt, desto mehr psychologische Schichten werden aufgedeckt und müssen bearbeitet werden. Die Kombination aus dem Erwachen unserer tiefsten Schichten und dem Erahnen der Möglichkeit, uns ganzheitlich aufeinander zu beziehen, schafft Spannung.

Wir sind gefangen zwischen dem Verlangen, unserem eigenen Weg zu folgen, und den Anforderungen der Beziehung. Die Spannung versetzt uns in eine neue Dimension, wo andere Gesetze unser Handeln bestimmen. Alle spirituellen Wahrheiten erscheinen paradox und im alltäglichen Leben ist es schwer, sie nachzuvollziehen.

Der Weg der Beziehung konfrontiert uns mit diesen Paradoxen: Unschuld und Weisheit, Liebe und Arbeit, Bewusstsein und Willen, Freiheit und Hingabe, den Geist des Anfängers und die Reife. Sie werden zu unseren Verbündeten auf Lebenszeit und wir sind gefordert, uns würdevoll, bescheiden, diszipliniert und humorvoll mit ihnen auseinanderzusetzen.

Beziehungsyoga
Das Paradox zwischen Arbeit und Liebe ist wahrscheinlich am leichtesten im Hinduismus wiederzufinden, wo es zwei gleichermaßen akzeptierte Wege der spirituellen Praxis gibt. Der eine ist *Yoga*, hier wird der Wille durch tägliche Disziplin genutzt. Der andere ist *Bhakti*, der Weg der Andacht, der Hingabe an die Gnade oder der ekstatische Weg der Liebe. Yoga verlangt sehr viel von uns, wird aber mit fortdauernder Praxis leichter; Hingabe erinnert uns daran, dass Liebe letztlich bedingungslos ist und unsere Begrenzungen einfach annimmt. Um permanente Glückseligkeit zu erlangen, braucht es Bewusstsein. Bewusstsein erfordert ein engagiertes Bemühen, feste und rigide Verhaltensmuster im Denken und Handeln ans Licht zu bringen und die dadurch freigesetzte Energie für andere Zwecke zu nutzen.

So kann man alle Themen und Krisen, denen wir in unseren Beziehungen begegnen, eher als Rohmaterial für die Seelenarbeit sehen, statt als ein Zeichen, nicht füreinander bestimmt zu sein. Wenn der Narr sich entscheidet Beziehungsyoga zu praktizieren, dann kann die Bewusstseinsarbeit beginnen. Mit dieser Erkenntnis geht die Notwendigkeit für eine reife Verantwortlichkeit einher, die paradoxerweise zu einer freieren und tieferen Erfüllung führt. Wenn das Erwachen im Mittelpunkt steht, dann ist das alte System Bequemlichkeit nicht mehr so wichtig.

Das Akzepieren unserer Begrenzungen, die Fürsorge für und das Erstaunen über den anderen, wie auch Mitgefühl und Humor, dies alles gewährleistet, dass Liebe nicht im mechanischen Heldentum untergeht. Annehmlichkeit, Genuss und Freude können dabei eine Begleiterscheinung sein. Rilke hat keinen Zweifel, was den Zusammenhang zwischen Arbeit und Liebe angeht:

„Die Ansprüche, welche die schwere Arbeit der Liebe an

unsere Entwicklung stellt, sind überlebensgroß, und wir sind ihnen, als Anfänger, nicht gewachsen. Wenn wir aber doch aushalten und diese Liebe auf uns nehmen als Last und Lehrzeit, statt uns zu verlieren an all das leichte und leichtsinnige Spiel, hinter dem die Menschen sich vor dem ernstesten Ernst ihres Daseins verborgen haben."[2]

So, wie wir unsere Vorstellungen über die Liebe überprüft haben, so sollten wir dies vielleicht auch mit unseren Ideen über Arbeit tun. Rilkes Konzept der Arbeit beinhaltet einen gewissen Anteil von Ekstase, ein Gefühl des Überflusses – eine Lust, sich willentlich einzulassen! Er drückt dies mit totaler Leidenschaft aus. Schließlich ist es ein Segen, einen Partner zu haben. Es ist eine Gnade, mit jemandem gemeinsam auf dem Weg zur Ganzheit zu sein, jemanden zu haben, mit dem man lieben lernen und einfach sein Leben teilen kann.

Beziehungsyoga zu praktizieren beinhaltet mehr Freude als erwartet. Wenn sie diesem Weg folgen, wird es sie überraschen, dass sie so viel gar nicht aufgeben müssen, sondern reich beschenkt werden: mit Freundschaft, Stärke, Liebe, Bindung, Zuneigung, Einsamkeit, Liebkosungen, Klarheit, Blumen, Kreativität, Champagner, minimalem Einsatz für maximalen Gewinn, Sex, Frieden, Leidenschaft, einem Gefühl von Richtigkeit in ihrem Leben, Unstimmigkeit, Energie.

Sie werden dafür ein paar Sachen aufgeben oder zumindest reduzieren müssen: ihren vertrauten Sicherheitsabstand zur Intimität, Vorwürfe, Schuldgefühle, Bindungsmuster, Ambivalenz, das Komm-her-geh-weg-Spiel, Selbstmitleid, alles für ein ruhiges Leben zu tun, Co-Abhängigkeit, Konfliktsucht, Überlebensmuster, Tyrannei, zu denken das Gras wäre woanders immer grüner, Negativität, Wut, Scham, Sucht nach Unglücklichsein. Lohnt sich der Aufwand ?

Zusammen leben

Unser Zusammenleben mag von außen betrachtet kaum anders erscheinen als vorher, aber wir sind einen langen Weg miteinander gegangen. Wir müssen noch immer zum Supermarkt, um einzukaufen, wir bleiben sterbliche und unvollkommene Menschen und verwandeln uns nicht in Götter oder Göttinnen. Stattdessen tauchen wir noch tiefer ein in die Erfahrung, menschlich zu sein.

Wir genießen unser Zusammenleben. Und an diesem Punkt kommen Lust und Leidenschaft auf den Plan. Zwei Erwachsene die gemeinsam zur Melodie der Liebe tanzen sind sehr real. Sie äußern ihre Wünsche und können auch Nein sagen. Dem anderen zu gefallen ist weniger wichtig, als ehrlich zu sein. Unstimmigkeiten werden nicht unter den Teppich gekehrt und Gefühle können frei fließen.

Wir werden von dem Wunsch getragen, zu unserem eigenen Besten auch unser Bestes zu geben. Was wir tun oder wer wir sind, ist nicht mehr *für* den anderen oder die Beziehung; statt dessen *für uns selbst* und dennoch für den anderen und die Beziehung. Wenn dies so ist, dann sind Beziehungen sehr einfach, wir können entspannen. Die üblichen Hochs und Tiefs haben nun mehr mit den lästigen, aber notwendigen Aufgaben im Haushalt zu tun. Sie sind Teil des Lebens. Nun kommt die Zeit, in der die Beziehung uns für all die Bemühungen und Verpflichtungen belohnt.

Es erinnert uns an eine Geschichte, die uns einmal erzählt wurde, von einem Mann, der Stunden auf See verbrachte und seine Leidenschaft für das Segeln mit seinen Söhnen teilte. Obschon es gefährliche Situationen gegeben hatte, waren sein Können und seine Aufmerksamkeit im Einklang mit seinem festen Willen, die Söhne stets sicher nach Haus zu bringen. Die Zeit verging und eines Tages gerieten sie in einen Sturm, dem er nicht mehr gewachsen war. Seine Söhne, jetzt schon größer, packten aber zu. Als er sah, wie sie übernahmen und wie entschlossen und professionell sie zusammenarbeiteten, weinte er. Er realisierte, dass etwas zu Ende ging. Es war die letzte Reise, auf der die gesamte Verantwortung auf seinen Schultern lag. Er war nicht länger allein auf hoher See.

Leidenschaft und Sex in Langzeitbeziehungen

Mit Lust und Leidenschaft zu leben ist eine Einstellung zum Leben, und kein Stil; es geht nicht nur um Sex, aber er ist Teil davon. Da es nicht immer einfach ist, die Leidenschaft in Langzeitbeziehungen aufrechtzuerhalten, wollen wir ein wenig über Sex sprechen, bevor wir zum Schluss kommen.

Sex ist das Feiern der Intimität – aber er ist auch der Bereich, in dem viele unserer emotionalen und Beziehungsprobleme auftauchen.

Während die Massenmedien durch unrealistische Vorstellungen von körperlicher Perfektion und unreifen Konzepten von Sexualität beherrscht werden, verbinden viele Menschen mit Sex Angst, Scham und Unwissenheit. Wann immer Sexualität ausschließlich in der Vorstellung gelebt wird, bleiben wir in unserem Geist isoliert und riskieren, entweder in die Vermeidung oder in ein Suchtmuster zu fallen, bei dem wir immer mehr erregende Impulse brauchen, um überhaupt Befriedigung zu erlangen. Ähnlich verhält es sich, wenn Sex der alleinige Ausdruck unserer wilden und kreativen Impulse ist, dann bekommen wir nicht, was uns nährt und wonach wir suchen.

Wir sehen sexuelle Intimität in erster Linie als Thema der Beziehung und dann körperlich. Körper haben selten ein Problem sexuellen Genuss zu finden, wenn die Verwirrungen des Verstandes zur Ruhe gekommen sind. Sexuelle Lebendigkeit hat nichts mit der richtigen Figur zu tun oder dem richtigen Partner. Es geht eher um die Vorstellung von sich selbst, wie man sich im Körper wahrnimmt und welche Einstellung man zum Leben hat. Außerdem geht es darum zu lernen, interne Botschaften umzuprogrammieren, die aus den Bildern der Vergangenheit entstanden sind.

Ein Leben, mit Lust und Leidenschaft gelebt, ist die beste Voraussetzung, um freudig und bewusst miteinander zusammen zu sein. Wenn wir vom Leben begeistert sind, dann sind unsere sexuellen Aktivitäten Ausdruck dieser Begeisterung. Im täglichen Leben jedoch, wenn sie mit Kindern, Jobs und finanziellen Verbindlichkeiten beschäftigt sind, kann ihre Leidenschaft, ihre Sexualität und ihre Fürsorge für das dritte Wesen leicht in Vergessenheit geraten.

Es ist wichtig, sich von Zeit zu Zeit daran zu erinnern, warum sie zusammen sind. Wenn sie selbst immer an letzter Stelle auf der Liste stehen, dann haben sie keine Zeit mehr füreinander, für Leidenschaft und auch nicht dafür den Status Quo in ihrer Beziehung zu ändern. Überlegen sie mal: Wenn Leidenschaft auftaucht, wie z.B. bei einer neuen Affäre, dann finden die Beteiligten immer Zeit dafür.

Wir können uns die sexuelle Energie zwischen Partnern wie die Spannung zwischen entgegengesetzten Polen vorstellen, wie bei Magneten. Manche Paare, die durch ihre Streitsucht große Spannung aufbauen, nutzen diese für ihr Sexleben. Es kann sie für eine Weile erregen, aber es ist unwahrscheinlich, dass dadurch Intimität wachsen kann. Erregung und Spannung verändern sich unweigerlich mit der Zeit. Im klassischen Fall ist beim Mann die genitale Spannung größer als bei der Frau, aber im mittleren Alter kommt es zu einem natürlichen Wechsel. Nun haben die Männer die Tendenz passiver zu werden und weniger Interesse an Sex zu zeigen, während es bei den Frauen genau umgekehrt ist. Paare, die Angst vor Konfliken und Polarisierungen haben, merken, dass die Spannung zwischen ihnen so gering ist, dass sie zu gelangweilt sind, um Sex zu haben.

Ein Mann erzählte uns mal: „Sex ist etwas, das man tut, und dann ist es Gott sei Dank vorbei. Ich weiß ungefähr, wie ich mit meinen Genitalien umgehen muss, aber darüberhinaus habe ich keine Ahnung, was ich wirklich will." Selbst hier ist noch nicht alles verloren. Wenn er und seine Partnerin auf seiner leidenschaftlichen Ehrlichkeit aufbauen könnten, und die Heilkraft seines Humors in ihr Bett lassen würden, dann hätten sie eine gute Ausgangsposition für ein genussvolles Abenteuer.

Reife Paare können tatsächlich den besten Sex ihres Lebens haben, wenn sie die Gelegenheiten, die sich ihnen bieten, richtig erkennen. Beide sollten ein offenes Herz kultiviert und Bewusstheit und Empfindsamkeit in ihren Genitalien haben. So wie Männer lernen müssen, beim Sex ein offenes Herz zu haben um davon geführt zu werden, so müssen die Frauen lernen, ihre Liebe in ihren Herzen durch die Hitze in ihren Genitalien zu unterstützen. Mit anderen Worten, Männer sollten lernen, ihre Potenz mit einem starken und sanften Herzen zu verbinden, und Frauen sollten ihre Liebe und Fürsorge durch das Feuer ihrer Geschlechtsorgane erwärmen. Auf diese Weise können Männer liebevoll Lust ausdrücken und Frauen können lustvolle Liebhaberinnen werden.

In Fällen von zu viel oder zu wenig Spannung zwischen Partnern kann nur die Zeit allein die Beziehung wieder in einer ausgeglicheneren Weise aufladen und gute Erinnerungen aufbauen. Um nicht immer wieder stecken zu bleiben, sollte das Paar sich darüber einig sein, sich gegenseitig zu unterstützen. Manche Paare beleben ihre erlahmende Leidenschaft durch eine offene Beziehung, in der beide frei sind mit anderen intim zu sein. Im besten Fall ist dies ein Versuch, Liebe ohne Besitzanspruch auszudrücken, aber die Realität ist weit weniger idyllisch. Bisher ist uns noch kein Paar begegnet, das diese Spannung ertragen konnte, ohne dass ein Partner seine Bedürfnisse dabei auf dem Altar der Freiheit geopfert hätte. Normalerweise kann das innere Kind der Partner nicht damit umgehen und am Ende kommt es zu einem Bruch der Beziehung, oft verbunden mit Schuldgefühlen, dass man damit nicht besser umgehen konnte. Danach haben beide den Wunsch sich einen Partner zu suchen, der eine monogame Beziehung möchte.

Mit Anmut erwachsen werden

Umgehen einige Paare die Stufen, die wir beschrieben haben, und erreichen dennoch wahre Zufriedenheit? Wer weiß? Es gibt keine perfekte Beziehung, aber es gibt Menschen, die scheinbar mit einem Talent für die Liebe geboren wurden. Vielleicht bleiben sie nirgendwo zu lange stecken oder sie vertrauen dem Kreislauf von Geburt und Tod und sind sich ihrer selbst sicher genug, um mit der Andersartigkeit des Partner leben zu können. Reife mag dabei eine Rolle spielen und Unschuld auch. Auch Erfahrungen aus bisherigen Beziehungen mögen helfen. Manchmal verlieben sich Menschen erst später im Leben und die Beziehung, die sie bereits mit sich selbst erreicht haben, kann den Ausschlag dafür geben, dass sie bereit sind, die Andersartigkeiten des Partners zu akzeptieren und zu feiern. Ein solches Paar war für uns eine Inspiration. Helena begegnete ihnen das erste Mal, als sie drei Jahre alt war…

Alfred war ein alleinstehender Landwirt in einem kleinen Fischerdorf an der Ostseeküste Dänemarks. Von hoch oben auf seinem Heuwagen lud er die Familie, die damals mit ihrem VW-Bus auftauchte, ein, auf seinem gerade abgeernteten Feld zu campen. So begann eine Freundschaft und eine Tradition während der Sommerferien, die einige Generationen lang andauerte. Am anderen Ende des Dorfes lebte Frau Malling, die Hebamme des Bezirks. Die stolze Dame wirkte wie eine Statue, sie trug ihr Haar immer hochgesteckt und wurde von niemandem geduzt. Wenn man sie auf ihren täglichen Radtouren durch das Dorf traf, war es, als würde man einer Königin begegnen. Dennoch hatte sie eine warme und freundliche Art. Ihre starke Persönlichkeit und ihre stille, aber tiefe Gelassenheit gaben ihr eine natürliche Aura von Autorität.

Im Laufe der Jahre wurden Frau Malling und Alfred immer häufiger zusammen gesehen. Er im schäbigen, ärmellosen Pullover und den unförmigen Hosen mit einem Glitzern in seinen Augen unter seinem verwitterten Strohhut, machte seine trockenen Bemerkungen. Sie in makelloser Kleidung und mit tadellosen Manieren, immer bereit, ihn stolz, aber dennoch liebevoll zurechtzuweisen. In einem Sommer, als Alfred bereits neunundsiebzig und Frau Malling schon achtzig Jahre alt waren, verschickten sie Einladungen zu ihrer Hochzeit. Die Zeremonie fand im Standesamt statt. Alfred, der zum ersten Mal in seinem Leben einen Anzug trug, war ebenso elegant und stolz wie jeder junge Mann, der Anspruch auf seine Braut erhob. Frau Malling errötete schüchtern unter ihrem großem Hut. Als sie sich küssten, um ihr Bekenntnis zu besiegeln, waren es die Gäste, die erröteten. Die Leidenschaft zwischen den beiden war unverkennbar. Nun war der Moment für Alfred gekommen, in einer einfachen Gaststätte vor der Hochzeitsgesellschaft seine Rede zu halten. Nachdem er sich der Aufmerksamkeit der Zuhörer sicher war, wandte er sich seiner Frau zu und sprach ganz ruhig: „Ich war nie ein Mann von schnellen

Entscheidungen. Ich nehme mir gerne Zeit für wichtige Entscheidungen, und die Ehe ist wichtig für mich. Ich habe in den Jahren unserer Bekanntschaft nie an deinem Wert gezweifelt. Aber ich habe bis heute gebraucht, bis ich sicher war, dass meine Liebe deiner würdig ist. Ich zweifle nicht länger daran. Wir sind nicht mehr jung, aber so, wie ich mich heute fühle, frage ich mich, was es bedeutet, jung zu sein. Es gibt nichts, was mich heute glücklicher machen könnte als dein Versprechen, den Rest deines Lebens als meine Frau mit mir zu verbringen."

Es blieben ihnen noch zwanzig gemeinsame Jahre. Sie waren nie zuvor im Ausland gewesen, jetzt reisten sie nach China, Russland, Indien und vielen Orten in Europa. Sie lebten bis ans Ende ihrer Tage im Häuschen von Frau Malling, nur wenige Meter vom Ostseestrand entfernt.

Bei unserem letzten Besuch grüßte uns Alfred mit einer entschuldigenden Geste. Er konnte uns nicht die Hand geben, weil sie voller Teig war. Er war gerade damit beschäftigt, den wöchentlichen Laib Brot zu backen, aber er sah müde und traurig aus. Malling, so wie er sie jetzt liebevoll nannte, war vor einigen Wochen gestorben, kurz nachdem sie hundert Jahre geworden war.

„Sie wusste immer, dass sie in diesem Alter sterben würde", sagte er. „Wir hatten einige gute Jahre zusammen. Wir haben nie gedacht, dass wir noch so viele Jahre erleben würden, deshalb hatten wir uns entschlossen, jeden Tag genau das zu tun, wozu wir Lust hatten. Die Tage kamen und wir wurden immer besser darin. Während ich jetzt ein paar Gläser hole, erzähle deinem Mann, was ich gesagt habe, er versteht unsere Sprache doch nicht so gut, oder?"

Etwa ein Jahr später, als er gerade hundert geworden war, starb Alfred.

Bewusste Beziehung als Zukunftsvision

Es ist leicht, sich vorzustellen, dass nur besondere und wichtige Personen die Macht haben, ein bleibendes Zeichen in der Geschichte zu hinterlassen. Wir sind da anderer Meinung. Wenn wir die Verantwortung bei den politischen und spirituellen Führern lassen, dann ist dies auch nur ein Echo davon, dass wir von unseren Eltern oder unseren Partnern erwarten, es besser zu machen. Dann können wir uns beschweren, aber letztendlich bedeutet es nur, dass wir die Verantwortung für kommende Generationen abgeben.

Auf der Suche nach Identität orientieren sich Jugendliche an Rollenmodellen bei den Schönen und Berühmten, als eine Art Idealbild. Aber solange das nicht untermauert wird durch Kontakte mit gewöhnlichen Männern und Frauen, die sie auch bewundern und gut finden, werden ihre Ideale ihnen nicht helfen ein reiches und sinnvolles Leben zu führen. Junge Menschen orientieren sich gern an jenen Menschen, die keine Angst vor dem Leben, dem Sex und Beziehungen haben. Sie werden von uns berührt, und die Art und Weise, wie wir uns jeden Tag verhalten, hinterlässt bei ihnen Eindruck; selbst unausgesprochene Botschaften werden von Kindern und Jugendlichen, denen wir begegnen, aufgenommen. Wenn wir etwas gegen die weitverbreitete Krankheit der Trennung und Resignation in Beziehungen tun, indem wir Beziehung leben, geben wir jungen Menschen eine Chance, sich zu orientieren.

Wenn Paare einen Sinn in ihren Anstrengungen sehen, dann kann ihre Arbeit transformierend sein. Es ist vielleicht nicht übertrieben, wenn wir den Vorschlag machen, dass dies auf breiter Ebene passieren sollte. Die Menschheit könnte einen neuen Schlüssel finden, eine neue Lösung, die genauso lebensverändernd sein könnte wie die Revolution auf dem Gebiet der Kommunikationstechnik. Gemeinsam arbeiten wir alle an der

Welt von morgen. Unsere Vision und unser Verhalten können dazu beitragen, die ungelösten Themen vieler Generationen zu befreien und das exzessive Weiterreichen der Sünden unserer Väter zu beenden.

Es hat Bedeutung, wie wir *unser* Leben führen.

Zu guter letzt

Wir machen uns keinerlei Illusionen darüber, dass allein das Lesen dieses Buches ihnen in ihrem Leben und in ihrer Beziehung auf magische Weise Transformation bescheren könnte. Wenn dies möglich wäre, dann wären bereits alle erleuchtet, wenn man bedenkt, wie viele weise Worte bereits gedruckt wurden. Einen Prozess zu verstehen ist eine Sache, ihn zu leben eine ganz andere.

Der einzige Weg festzustellen, was es bedeutet mit Lust und Leidenschaft zu leben, ist der, es zu tun. Dennoch geben wir zu, eine letzte Hoffnung zu haben, nämlich dass unser Beitrag zu diesem Thema es Paaren ermöglicht, in die Kraft und Weisheit ihrer Prozesse zu vertrauen, die ihnen von ihrer Liebe präsentiert werden. Wir hoffen, dass ihre kreative Hingabe an den Prozess sie schließlich bestärken und erleuchten wird, und dass sie erleben, wie ihre einfachen, aber einzigartigen Leben sich in den fruchtbaren Grund verwandeln, auf dem ihr Potenzial sich entfalten und ihre tiefste Vision Früchte tragen können.

Unsere eigene Zukunft und auch die kommender Generationen hängt vielleicht davon ab, ob wir den Mut haben, unsere Träume wach zu leben.

„Ich kann es nicht fassen!", sagte er außer Atem, als er endlich den Scheck gefunden hatte, den er den ganzen Abend gesucht hatte – er war im Umschlag im Papierkorb unter seinem Schreibtisch gelandet. Natürlich hatte er ihn dort selbst hineingeworfen, er hatte nicht daran gedacht, dass der Scheck im Umschlag war. Also marschierte er ins Wohnzimmer, sein Gesicht rot vor Entrüstung und Aufregung.

Der ganze Raum war in warmes Licht getaucht, das Kaminfeuer loderte, Kerzen brannten und die alte Lampe flackerte. Als er sie im Sessel entdeckte, wo sie gerade ein Buch las, umgeben von Notizen, die sie sich gemacht hatte, mit einem Glas Wein und der Katze neben sich, zögerte er kurz. Sein Herz wurde weicher, er konnte kaum atmen, er fühlte sich leicht und geborgen.

Also näherte er sich ganz leise, küsste sie sanft von hinten auf ihren Nacken und ging zurück in sein Arbeitszimmer.

Ob sie überhaupt bemerkt hatte, dass er das Zimmer betreten und wieder verlassen hatte, kann man nicht mit Bestimmtheit sagen.

Schließlich war der Raum warm und dunkel, und der Abend war zu schön, um ihn zu verschwenden.

DANKE

Es ist ein Vergnügen, zum Ende zu kommen und all denen zu danken, die bei diesem Projekt geholfen haben.

Zuerst schulden wir allen Paaren Dank, mit denen wir über die Jahre in Therapie und in Gruppen gearbeitet haben. Sie haben uns immer wieder gezeigt, wie schwer der Weg einer bewussten Beziehung sein kann, aber auch, wie diese Vision Früchte tragen kann.

Zweitens möchten wir denjenigen danken, die uns bei unserem eigenen Tanz im Dunkeln unterstützt und herausgefordert haben, vor allem Beckett Ender, Ben Fuchs, Frankie McMahon, Nick Dawson, Nick Hedley, Mandakini Hildequist, Punit Fischer, Reinhard Kowalski, Rob Bland, Surabhi Schubmayer und Veronika Houghton. Wir wollen Inge Johannsen, Joy und Paddy Duffell nicht vergessen. Wir hätten den Sinn ohne eure Hilfe nicht verstanden.

Als Nächstes schulden wir den Lehrern Dank, bei denen wir zu unserem Glück in einer Ausbildung waren: Danielle Roux, Harley SwiftDeer Reagan und Willem Poppeliers sowie unserem Leiter und Mentor, John Hale.

Wir möchten auch jenen Lehrern und Schriftstellern unsere Dankbarkeit ausdrücken, von denen wir am meisten gelernt haben, als da wären Arnold Mindell, Benadette Jacot, Clarissa Pinkola Estes, Hal Stone, Ken Wilber, Liam Hudson, Malidoma Somé, Marion Woodman, Robert Bly, Sidra Winkleman und Subonfu Somé.

Wir wollen unsere ehemaligen Kollegen am Institut für Psychosynthese nicht vergessen, und auch unsere Mitarbeiter beim Paarberatungstraining im *ReVison*, die beide in London ansässig sind.

Wir wollen auch den wunderbaren Kollegen danken, die das erste Training in Sexueller-Erdung-Therapie in den Niederlanden und in Mexiko durchgeführt haben.

Schließlich gebührt Reinhard Kowalski großer Dank dafür, dass er die erste Fassung gelesen und kommentiert hat, und unserer Lektorin bei Harper Collins, Carole Tonkinson.

Allen sei Dank!

Helena und Nick

ANMERKUNGEN

Kapitel 1

1. Susan Edwards, *When Men Believe in Love*, Element Books, Shaftesbury, 1995
2. Robert Bly, extract from Listening to the Köln Concert, *Loving a Woman in two Worlds*, Doubleday, 1985

Kapitel 2

1. The Times, 6 February 1988, quoted in Tony Gough, *Couples in Counselling*, Darton, Longman and Todd, London 1989
2. *Independent on Sunday*, 9. January 2000
3. Quoted in Caroline Sullivan, *Together Apart*, Guardian, 4. September 2000
4. Tony Parsons, *Man and Boy*, HarperCollins, London, 1999
5. Ibid
6. *Who's afraid of the Ten Commandments?, The Seventh Commandment*, chaired by Melvyn Bragg, Cannel 4, 1999
7. ibid

Kapitel 3

1. Cole Porter, *I've got you under my skin*, © 1973 Chappel, Co., Inc., assigned to Buxton Hill Music Corp., USA, Warner/ Chappell Music ltd.
2. *Independent*, September 1993
3. J.G. Frazer, *The Golden Bough: A Study in Magic and Religion*, Macmillan Press, London, 1922

Kapitel 4

1. Subonfu Somé, *The Spirit of Intimacy*, Berkeley Hills Books, Berkeley, Ca, 1997
2. Chögyam Trungpa, *Cutting Through Spiritual Materialism*, Shambala, Boston and London, 1973. Wir haben uns erlaubt das Wort *Dharma* mit *Truth - Wahrheit* zu übersetzen.
3. Tony Parsons, *Man and Boy*, HarperCollins, London, 1999
4. Ellen J. Clephane, *Dance of Love*, Element Books, Shaftesbury, 1995

Kapitel 5

1. Sam Keen, *Fire in the Belly*, Bantam Books, New York, 1991
2. Tony Parsons, *Man and Boy*, HarperCollins, London, 1999

Kapitel 6
1. The classic text is Thomas Fogarty, The distancer and the persuer, *The Family* 7, 1 (1979), 11-16
2. Maggie Scarf, *Intimate Partners,* Century Hutchinson, London, 1987
3. Sheldon Kopp, *If You Meet the Buddha on the Road, Kill Him!,* Sheldon Press, 1979
4. Scarf, ibid.
5. S.J. Betchen and J.L. Ross, Male persuers and female distancers in couples therapy, *Journal of the British Association for Sexual and Relationship Therapy 15,* 1 2000
6. Tony Gough, *Couples in Counselling,* Darton, Longman and Todd, London 1989

Kapitel 7
1. Duffell. *The Making of Them,* Lone Arrow Press, London, 2000
2. See then theories of internal objects of W.D. Fairbairn, especially as described in Stephen M. Johnson's masterpiece, *Character Styles,* W.W. Norton New York, 1994
3. See Eric Berne's *The Games People Play,* Grove Press, New York, 1964
4. See Hal Stone and Sidra Winkleman, *Embracing Each Other,* New World Library, San Rafael, CA, 1989

Kapitel 9
1. Edward Goldwyn, *The Fight to be Male,* The Listener, 24. May 1979,
2. R.R. Greenson, Dis-identifying from mother: its special importance for a boy, *International Journal of Psycho-Analysis 49,* 270 (1968)
3. L. Hudson and B. Jacot, *The Way Men Think,* Yale University Press, Newheaven and London, 1991
3. Christiane Olivier, *Jocasta's Children: The Imprint of the Mother,* Routledge, London, 1995

Kapitel 10
1. John Gray, *Men are from Mars, Woman are from Venus,* Thorsons, London 1993
2. See Marion Woodman, *Addiction to Perfection,* Inner City Books, Toronto, 1982

Kapitel 11
1. We have adopted some of the excellent terminology outlined by Susan Edwards in *When Men believe in Love,* Element Books, Shaftesbury, 1995
2. Thanks to Robert Bly for making these stages clear
3. Sam Keen, *Fire in The Belly,* Bantam Books, USA, 1991
4. Mario Jacoby, *Shame and the Origins of Self-esteem,* Routledge, London, 1994

Kapitel 12

1. Those interested in this issue should see H. G. Learner's *The Dance of Intimacy,* Thorsons , London, 1999, particularily the section of The Will of Not to Change, and of W. D. Fairbairn's theories of attachment to Bad Objects, best explained by S. M. Johnson in *Character Styles,* W. W. , Norton New York, 1994.

2. For further powerful explanation see Harley SwiftDeer Reagan's The Teaching of the Seven Arrows in Shamanic *Wheels and Keys,* DTMMS, Scottsdale, AR, 1980

Kapitel 13

1. Clarissa Pinkoles Estes, *Woman Who Runs with the Wolfes,* Rider, London, 1992

Kapitel 14

1. Clarissa Pinkola Estes, *Woman Who Run with Wolves,* Rider, London, 1992
2. Henry David Thoreau, *Walden,* Penguin Books, Shaftesbury, 1994
3. Rainer Maria Rilke, *On Love and Other Difficulties,* W.W. Norton, New York 1975

Kapitel 15

1. Robert Bly, A man and a Woman sit near each other, *Loving a Woman in Two Worlds,* Doubleday, 1985
2. We imagine that this may be as true for homosexual couples as it is for heterosexuals, but we do not pretend any authority in those areas.
3. A great example of this issue is portrayed in the last work of the master Filmer Stanley Kubrick, *Eyes Wide Shut.* See our Sex, power, and spirit: jottings from a humanistic notebook, Self & Society, 29, 2. June-July 2000

Kapitel 16

1. Robert Creeley, *A Marriage,* Collected Poems of Robert Creeley 1945-1975, University of California Press, 1983
2. We would like here to honour and thank Harley SwiftDeer Reagan for his wise teachings

Kapitel 17

1. Jalal al-Din Rumi, Three Quatrains, *Unseen Rain,* Threshold Books, Putney, Vermont, 1986
2. Rilke, *On Love and Other Difficulties,* W.W. Norton, New York 1975
3. T. S. Eliot, Little Gidding, *Four Quartets,* Faber & Faber, London, 1944

BIBLIOGRAFIE

Berne, E., *The Games People Play,* Grove Press, New York, 1964

S.J. Betchen and J.L.Ross, Male persuers and female distancers in couples therapy, *Journal of the British Association for Sexual and Relationship Therapy* 15, 1, 2000

Bly, R., *Loving a Woman in two Worlds,* Doubleday, 1985

Bly, R., Hillman, J., Meade, M., *The Rag and The Bone Shop of the Heart,* Harper Perennial, New York, 1993

Clephane, E. J., *Dance of Love,* Element Books, Shaftesbury, 1995

Creeley, R., A Marriage, *Collected Poems of Robert Creeley* 1945-1975, University of California Press, 1983

Duffel, N., *The Making of Them,* Lone Arrow Press, London 2000

Duffel, N., and Løvendal Sørensen, H., Sex, power and spirit: jottings from a humanistic notebook, *Self & Society* 29, 2, June-July 2000.

– Professional, personal and private: the challenge of working creativly with couples, *Self & Society* 27, 4. August-September 1999

– Dancing in the dark: from conflict to compassion in intimate relationships, Human Potential, Winter 1996/97

Edwards, S., *When Men Believe in Love,* Element Books, Shaftesbury, 1995

Eliot, T. S., Little Gidding, *Four Quartets,* Faber & Faber, London, 1944

Estes, C.P., *Woman Who Runs with the Wolfes,* Rider, London, 1992

Fogarty, T., The distancer and the persuer, *The Family* 7, 1 (1979), 11-16

Frazer, J.G., *The Golden Bough: A Study in Magic and Religion,* Macmillan Press, London, 1922

Goldwyn, E., The Fight to be Male, *The Listener,* 24. May 1979

Gough, T., *Couples in Counselling,* Darton, Longman and Todd, London 1989

Grayling, A. C., *The Quarrel of an Age,* Weidenfels & Nicholson, London, 2000

Greenson, R.R. , Dis-identifying from mother: its special importance for a boy, *International Journal of Psycho-Analysis* 49, 270 (1968)

Holis, J., *The Eden Project,* Inner City Books, New York, 1998

Horny, N., *About a Boy,* HarperCollins, London, 1998

Housden, R., and Goodchild, C., *We Two,* Aquarian/ Thorsons, London 1992

Hudson, L., and Jacot, B., *The Way Men Think,* Yale University Press, Newheaven and London, 1991

– *Intimate Relations,* Yale University Press, Newheaven and London, 1995

Jacoby, M., *Shame and the Origins of Self-Esteem,* Routledge, London, 1994

Johnson, S. M., *Character Styles,* W.W. Norton New York, 1994

Jones, E., Asen, E., *Systemic Couple Therapy and Depression*, Karnac Books, London, 2000
Keen, S., *Fire in The Belly*, Bantam Books, USA, 1991
Keleman, S., *Love: A Somatic View,* Center Press, Berkeley, CA, 1994
Klein, J., *Our Need for Others and its Roots in Infancy,* Tavistock, London, 1987
Kopp, S., *If You Meet the Buddha on the Road, Kill Him!,* Sheldon Press, 1979
Learner, H. G., *The Dance of Intimacy,* Thorsons , London, 1999
Liedloff, J., *The Continuum Concept,* Arkana, London 1986
Miller, D. L., *Three Faces of God: The Traces of the trinity in Literature and Life,* Fortress Press, Philadelphia, 1986
Moore, T., *Soul Mates: Honouring the Mysteries of Love and Relationship,* Element Books, Shaftesbury, 1994
Olivier, C., *Jocasta's Children: The Imprint of the Mother,* Routledge, London, 1995
Parsons, T., *Man and Boy*, HarperCollins, London, 1999
Reagan, H. S. D., *Shamanic Wheels and Keys,* DTMMS, Scottsdale, AR, 1980
Rilke, R.M., On Love and Other Difficulties, W.W. Norton, New York, 1975
Robertson, C., ReVisioning, *Journal of ReVision,* 11 (1998), Center for Integrative Psychosynthesis, London, 1998
Rumi, J., Open Secret, *Versions of Rumi,* Threshold Books, Putney Vermont, 1984
Unseen Rain, Threshold Books, Putney Vermont, 1986
Scarf, M., *Intimate Partners,* Century Hutchinson, London, 1987
Somé, S., *Of Water and Spirit,* Tarcher Putnam, New York, 1994
Somé, S., *The Spirit of Intimacy*, Berkeley Hills Books, Berkeley, CA, 1997
Stern, D., *The Interpersonal World of the Infant,* Basic Books, New York, 1985
Stone, H., and Winkleman, S., *Embracing Each Other,* New World Library, San Rafael, CA, 1989
Taffel, R., Why is daddy so grumpy, *Woman and Power: Perspectives for Family Therapy*, ed. T.J. Goodrich, W.W. Norton, New York, 1991
Thoreau, H. D., *Walden,* Penguin Books, Shaftesbury, 1994
Trungpa, C., *Cutting Through Spiritual Materialism,* Shambala, Boston and London, 1973
Woodman, M., *Addiction to Perfection,* Inner City Books, Toronto, 1982
Young, D., *Origins of Sacred,* Process Press, London, 1993
Young, D., *Mental Space,* Process Press, London, 1994
Young-Eisendrath, P., *Hags and Heroes,* Inner City Books, New York, 1984

Wenn sie mehr über Helena und Nick erfahren wollen gehen sie auf folgende website:

www.genderpsychology.com

Diejenigen, die professionelles Interesse an Trainings für Paartherapeuten, Supervision, Geschlechterpsychologie oder Sexualitätsworkshops haben, sollten sich dafür ebenfalls diese Internetseite anschauen.

Wenn sie Interesse an einem Vortrag, einem Seminar oder einer Beratung durch die Autoren in ihrer Gegend haben, dann richten sie ihre Anfrage per E-Mail an: info@genderpsychology.com

MEHR TITEL ZU DIESEM THEMA IM INNEWELT VERLAG

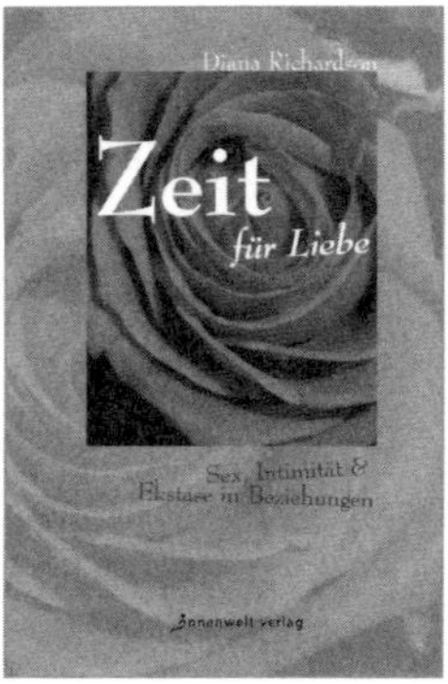

Diana Richardson

Zeit für Liebe

Sex, Intimität und Ekstase in Beziehungen

288 S, ISBN 978-3-936360-11-0

Egal ob One-Night-Stand oder langjährige Beziehung: Beide leiden an einem Mangel an Intimität im sexuellen Beisammensein. In einfachen, nachvollziehbaren Schritten zeigt uns die Autorin, wie man mit dem Partner eine erfüllte Sexualität leben und dabei die Sensibilität steigern kann.

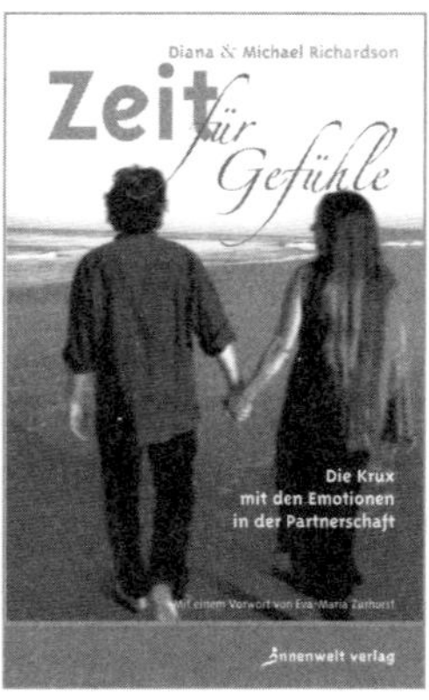

Diana & Michael Richardson

Zeit für Gefühle

Die Krux mit den Emotionen in der Partnerschaft

Vorwort Eva-Maria Zurhorst

160 S., ISBN 978-3-936360-20-2

„Falls Sie noch nie ein Buch von Diana Richardson gelesen haben, und sich nun fragen: Ist ‚Zeit für Gefühle' das richtige Buch für mich, kann ich Ihnen nur sagen: Für mich gehören die Bücher von Diana Richardson (und nun auch erstmals von ihrem Mann) zu den wichtigsten, die ich in den letzten Jahren gelesen habe."

Eva-Maria Zurhorst, *Autorin des Bestsellers „Liebe dich selbst*

www.innenwelt-verlag.de